МИТИО КУСИ

ВАШЕ ТЕЛО
НИКОГДА НЕ ВРЁТ

Полное руководство
по восточной диагностике

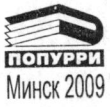

Минск 2009

УДК 615.85
ББК 53.59
К94

Перевел с английского *П. А. Самсонов* по изданию:
YOUR BODY NEVER LIES
(The Complete Book Of Oriental Diagnosis)
by Michio Kushi. — «Square One Publishers», 2006.

Охраняется законом об авторском праве. Нарушение ограничений, накладываемых им на воспроизведение всей этой книги или любой ее части, включая оформление, преследуется в судебном порядке.

Куси, М.
К94 Ваше тело никогда не врёт / М. Куси ; пер. с англ. П. А. Самсонов. — Минск : «Попурри», 2009. — 208 с. : ил.
ISBN 978-985-15-0502-5.

Книга знакомит с основными принципами восточной медицины и учит распознавать болезни путем осмотра рта, губ, зубов, глаз, носа, щек, ушей, лба, волос, кистей, ступней и кожи.

Для широкого круга читателей.

УДК 615.85
ББК 53.59

ISBN 978-0-7570-0267-0 (англ.)
ISBN 978-985-15-0502-5 (рус.)

© 2007 by Michio Kushi
© Перевод. Издание. Оформление.
ООО «Попурри», 2009

Содержание

Предисловие 5

Часть первая
Принципы диагностики

1. Закон мирового порядка 15
2. Физическая и психическая конституция человека и состояние здоровья 27

   Голова и лицо 39
   Ладони 44
   Пальцы 45
   Ступни 46
   Пальцы ног и ногти 47
   Участки ступни у основания пальцев ног 48
   Энергетика и соответствие
   передней и задней частей туловища 49
   Глаза 54
   Уши 55
   Живот 57

Часть вторая
Визуальная диагностика специфических состояний

3. Рот, губы и зубы 61

   Рот и губы 61
   Зубы 70
   Десны и ротовая полость 75
   Язык 76

- **4. Брови и глаза 81**
  - Брови 81
  - Глаза 86
  - Глазное яблоко, радужная оболочка
    и белок глаза 96
- **5. Нос, щеки и уши 107**
  - Нос 107
  - Щеки 114
  - Уши 118
- **6. Лоб 125**
- **7. Волосы 135**
- **8. Кисти рук 149**
  - Кисти рук 150
  - Ладони 151
  - Пальцы 152
  - Ногти 165
- **9. Стопы 173**
  - Пальцы ног 179
  - Ступни 185
- **10. Кожа 187**
- *Заключение* 203

Предисловие

Знание — это начало свободы.
Искусство знания — это
   искусство освобождения.
Всякое страдание происходит
   от невежества:
Незнания, кто я есть и кто мы есть.
Искусство знания — это
   открытие тайн мироздания
И путь к здоровью, счастью
   и вечной жизни.

Эта книга адресована широкому кругу читателей — как непрофессионалам, так и специалистам в области медицины и психологии. Ее цель — представить базовые принципы искусства диагностики, которая может применяться без всякого вреда для физического и психического благополучия, чем часто грешит современная медицина.

Время от времени я буду использовать термин «восточная диагностика», имея в виду тот факт, что принципы, лежащие в основе данного искусства, формировались в рамках многовековых религиозных, культурных и философских традиций Японии, Кореи, Китая и Индии. Их можно встретить в таких древних трудах, как «Книга перемен» («И-цзин»), «Классический трактат Желтого императора о внутреннем» («Хуан-ди нэй-цзин»), «Канон Пути и благодати» («Дао дэ цзин»), «Карака санихита», «Записи о деяниях древности» («Кодзики»), «Анналы Японии», «Нихон-сёки», и многих других книгах, а также среди космологических основ таких религий, как индуизм, буддизм, зороастризм, иудаизм, конфуцианство, даосизм и синтоизм. Данные принципы представляют собой *закон мирового порядка,* который вечно проявляет себя во всех измерениях нашей Вселенной, рождая, изменяя и уничтожая все сущее, включая земные феномены.

Когда закон мирового порядка применяется к метафизическим явлениям человечества, это находит отражение в формировании различных религиозных систем. Когда он используется по отношению к природным феноменам, развиваются науки. Приложение этого закона к социальным связям проявляется в создании и совершенствовании моральных норм, этики, экономики. Когда он используется по отношению к человеческим эстетическим потребностям, развиваются культура и искусство, а применение его к вопросам здоровья находит отражение в формировании и совершенствовании различных отраслей медицинской науки, включая искусство диагностики.

Однако эти сферы приложения — на которых строился образ жизни древних людей и которые в странах Востока сохраняли свою силу еще несколько веков назад — постепенно сошли на нет под давлением современных течений мысли и технологий, базирующихся преимущественно на аналитических и материалистических взглядах и начиная с шестнадцатого века стремительно заполонивших весь мир.

Опыт доказывает, что стремительное ухудшение состояния здоровья людей в условиях современной научной, технологической и материалистической цивилизации ставит под угрозу само существование жизни на планете, а науки, включая традиционную медицину, не в состоянии остановить эту глобальную тенденцию. Не только методы терапии и хирургии, но и современные технологии самой диагностики болезней зачастую опасны для человека. Ввиду этих обстоятельств возрождение традиционной мудрости (которая основана на более полном понимании космологии), а также традиционных искусств диагностики и лечения становится абсолютно необходимым для восстановления здоровья людей, каждого в отдельности и всего человечества в целом.

Когда для меня, студента, изучавшего политические науки, стало очевидным, что восстановление здоровья человечества является решающим фактором его мирного развития и единения, я занялся изучением естественного порядка вещей. В этом меня поддержали старшие наставники (Джордж Осава, доктор Тоёхико Кагава, профессор Сигеру Намба и другие), однако отсутствие современных учебных заведений, которые занимались бы распространением идей натуральной медицины, представляло собой серьезную проблему. Я начал с того, что стоял на улицах Нью-Йорка и наблюдал за тысячами прохожих: исследовал их телосложение, походку, черты и выражение лиц, образ поведения и мышления. В кафе и ресторанах, в театрах и парках развлечений, в автобусах и метро, в магазинах и школах я каждый день наблюдал за бесконечным многообразием проявлений человеческой природы. И постепенно я пришел к выводу, что на всех физических, психологических и социально-культурных качествах людей в наибольшей степени сказываются окружающая среда и привычки питания. Я совершенно ясно понял, что так называемые наследственные факторы есть не что иное, как результат тех экологических условий, в которых жили наши предки, — в какой среде они жили и чем питались.

Что касается среды, то в нее, кроме таких непосредственных природных и социальных факторов, как погода, климат, времена года, город и страна, в которой живет человек, следует включать всю бесконечную Вселенную в любых ее измерениях, включая пространство и время. Что же касается питания, то здесь надо принимать во внимание не только то, что человек ест и пьет изо дня в день, но и целый мир неорганических веществ, органическую биологическую жизнь и такие факторы, как атмосфера, электромагнитные силы, разного рода волны и излучения, воздействующие на нас со всех сторон и приходящие из неведомых глубин Вселенной. Я заметил, что понять и учесть все эти факторы в связи с нашим повседневным бытием можно только за счет познания закона мирового порядка и его приложений, а не путем аналитических, разбивающих всякий предмет (или явление) на мелкие факторы, методов исследования.

С тех пор прошло более четверти века. За эти годы я средствами преподавательской деятельности, лекций, семинаров и консультаций помог сотням тысяч людей стать на путь оздоровления и восстановления благополучия. Общение с ними помогло мне глубже проникнуть в суть природы человека, а более полное понимание искусства диагностики позволило развить его еще дальше. Информация, представленная в данной книге, является лишь введением в важнейшие методы диагностики, одни из которых основываются на классических методиках, а другие были разработаны и интерпретированы мною. Здесь я старался максимально избегать технической терминологии, чтобы текст был понятен основной массе читателей. Я искренне хочу, чтобы данная книга помогла вам, вашим родным, близким, друзьям и знакомым улучшить свое здоровье, а также послужила отправным пунктом к достижению свободы, счастья и мира во всем мире.

Эту книгу я диктовал в Бруклине, штат Массачусетс, часто отвлекаясь на лекции, семинары, учебные курсы и консультации. Их цель — способствовать эволюционному развитию человечества посредством осознания закона мирового порядка и употребления натуральной пищи в соответствии с макробиотическими принципами, являющимися эквивалентом этого закона. Человеком, который набирал, редактировал и корректировал первоначальную английскую версию этой книги, была Оливия Оредсон, в настоящее время занимающая пост директора по вопросам образования Института Куси. Институт Куси — это образовательное учреждение, созданное для изучения закона мирового порядка и его приложений в целях развития человечества посредством пропаганды и распространения натуральных методов медицины, принимающих во внимание природу человека и общность судеб всего человечества во многих важнейших аспектах жизни.

> Когда все понимают друг друга,
> Торжествуют любовь и сочувствие.
> Когда все понимают законы природы,
> Торжествуют здоровье и мир.
> Неписаные слова живут повсюду,
> Приходя из глубин Вселенной.
> Когда мы читаем, не упуская
>   ни одного из них,
> То постигаем тайны вечной жизни.

Митио Куси

Порядок диагностики

Этап 1
СУДЬБА
Счастлив ли человек, и суждено ли ему стать счастливым.

Этап 2
ЛИЧНОСТЬ
Каковы его идеалы, мировоззрение, природа и характер.

Этап 3
КОНСТИТУЦИЯ
Какова физическая и психологическая конституция человека.

Этап 4
НАРУШЕНИЯ
От какого рода проблем со здоровьем он страдает в настоящее время.

Этап 5
РЕКОМЕНДАЦИИ
Как человек должен изменить свою жизнь, чтобы обрести здоровье и благополучие.

Этап 6
ОРИЕНТИРЫ
На какое будущее ему следует нацелиться, чтобы обрести счастье.

Этап 7
ВДОХНОВЕНИЕ
Как можно побудить его стараться реализовать свои бесконечные возможности стать счастливым.

Часть первая

Принципы диагностики

1. Закон мирового порядка

От океанов до континентов,
От пустынь до гор,
От цветов до животных,
От пространства до времени —
Все подчиняется
Всемирному Закону.
Инь и ян повсюду;
Без них ничто не может существовать
И ничто не может меняться.

Все феномены нашей Вселенной и все происходящее на нашей планете суть проявления бесконечного закона мироздания, закона перемен, закона проявления. Благодаря ему все сущее в мире проявляется из океана бесконечности, а потом вновь исчезает в нем. Законы Вселенной в их упрощенной современной версии можно описать с помощью семи теорем абсолютного мира и двенадцати принципов мира относительного, хотя все они являются проявлениями единой бесконечности.

Семь теорем абсолютного мира

1. Все сущее есть видоизменение единой бесконечности.
2. Все меняется.
3. Все противоположности дополняют друг друга.
4. Нет ничего идентичного.
5. Все, что имеет лицевую сторону, имеет также и изнаночную сторону.
6. Чем больше лицевая сторона, тем больше изнаночная.
7. Все, что имеет начало, имеет и конец.

Двенадцать принципов относительного мира

1. Единая бесконечность в своей извечной изменчивости проявляется через взаимодополняющие антагонистические тенденции инь и ян.
2. Инь и ян постоянно проявляются из вечного движения одной бесконечной Вселенной.
3. Инь олицетворяет центробежную силу. Ян олицетворяет центростремительную силу. Сообща инь и ян создают энергию и все сущее.
4. Инь притягивает ян. Ян притягивает инь.
5. Инь отталкивает инь. Ян отталкивает ян.
6. Сочетаясь в различных пропорциях, инь и ян дают рождение различным феноменам. Сила притяжения и отталкивания между феноменами пропорциональна разности сил инь и ян.
7. Все феномены эфемерны; содержание инь и ян в них постоянно меняется; инь меняется на ян, ян меняется на инь.
8. Ничто не может содержать исключительно инь или исключительно ян. Все сущее состоит из обеих тенденций в различных пропорциях.
9. Нет ничего нейтрального. В каждом случае есть избыток либо инь, либо ян.
10. Большое инь притягивает маленькое инь. Большое ян притягивает маленькое ян.
11. Избыток инь рождает ян. Избыток ян рождает инь.
12. Все физические проявления ян находятся внутри, а инь — на поверхности.

Чтобы понять двенадцать принципов, связанных с действием взаимодополняющих противоположностей инь и ян, рассмотрим практические примеры их действия в относительном мире.

В таблице (см. с. 7) представлен лишь один из примеров схожих классификаций феноменов. Вселенская

Примеры инь и ян

	ИНЬ	ЯН
Свойство	Центробежная сила	Центростремительная сила
Тенденция	Расширение	Сжатие
Функция	Разъединение	Соединение
	Распад	Организация
	Рассеяние	Слияние
Движение	Пассивное и медленное	Активное и быстрое
Вибрация	Коротковолновая и высокочастотная	Длинноволновая и низкочастотная
Направление	Восходящее и вертикальное	Нисходящее и горизонтальное
Положение	Внешнее и периферическое	Внутреннее и центральное
Вес	Более легкий	Более тяжелый
Температура	Холоднее	Жарче
Свет	Темнее	Светлее
Влажность	Более влажное	Более сухое
Плотность	Более разреженное	Более плотное
Размер	Больше	Меньше
Форма	Более широкая и хрупкая	Более узкая и прочная
Длина	Длиннее	Короче
Фактура	Мягче	Тверже
Атомная частица	Электрон	Протон
Химические элементы	N, O, P, Ca и т. д.	H, C, Na, As, Mg и т. д.
Стихия	Вибрация... Воздух... Вода	Земля
Климат	Тропический	Умеренный
Биология	Растения	Животные
Пол	Женский	Мужской
Структура органов	Более пустотелые и расширенные	Более компактные и плотные
Нервная система	Периферическая, ортосимпатическая	Центральная, парасимпатическая
Эмоциональный настрой	Более мягкий, негативный, оборонительный	Более активный, позитивный, агрессивный
Работа	Психологическая и умственная	Физическая и социальная
Сознание	Абстрактное	Конкретное
Разум	Ориентирован на будущее	Ориентирован на прошлое
Культура	Духовно ориентированная	Материально ориентированная
Измерение	**Пространство**	**Время**

относительность инь и ян относительна по самой своей природе. В связи с этим невозможно свести в одну таблицу абсолютную классификацию и абсолютное определение антагонистических и взаимодополняющих факторов инь и ян в силу динамической переменчивости и сложного строения любого вещества. Можно предложить также множество других классификаций этих относительных сил, например: на основе активности и движения, на основе их энергетики или материальной природы.

ПРИЛОЖЕНИЕ ЗАКОНА МИРОВОГО ПОРЯДКА

Закон мирового порядка может быть напрямую применен к искусству диагностики, потому что люди представляют собой одно из биологических и духовных проявлений бесконечной Вселенной на этой планете. По отношению к искусству диагностики вышеперечисленные теоремы и принципы можно сформулировать следующим образом:

1. Все физические, психические и духовные проявления людей суть проявления окружающей среды.

Изменения в космической среде (свойства космических лучей, радиация, волны и вибрация, приходящие из глубин Вселенной), а также в более близкой нам физической среде (атмосферные явления, погода, климат, смена времен года, месяцев и часов) приводят к изменению состояния людей.

2. Часть окружающей среды, ассимилируемая телом, составляет внутреннюю среду, находящуюся в равновесии с внешней.

Все факторы, ассимилируемые телом человека из внешнего мира — электромагнитная энергия, вибрации, воздух, вода, минералы, растительная и животная пища, — определяют его внутреннее состояние, формируют скелет, мышцы и органы. Это достигается путем генерирования триллионов клеток в результате процессов пищеварения и кровообращения при поддержке дыхательной, выделительной и нервной систем.

3. Равновесие между внешней и внутренней средой определяет физическое и психическое состояние человека.

Между внешней средой, которая расширяется в бесконечном пространстве и времени, и внутренней средой, которая органически компактна и создана из веществ, полученных из внешней среды, происходит постоянное взаимодействие. Если такое взаимодействие становится слишком активным или, наоборот, недостаточно активным, это приводит к нарушениям в физических и психических состояниях и функциях. Когда выходящая энергия активнее входящей, это проявляется как рост и созревание, а также как увеличение и перевозбуждение различных органов. Если наоборот, то это проявляется как старение, сжатие, снижение активности органов.

4. Физические проявления могут быть классифицированы согласно конституциям и состояниям.

Генетические факторы, развитие в утробе матери и в детские годы, представляющее собой повторение всего процесса биологической эволюции от одной клетки до зрелой человеческой особи, определяют конституцию человека, то есть его фундаментальные черты характера. Что же касается текущего состояния здоровья человека, то оно задается факторами, получаемыми нами из окружающей среды, особенно за последние семь лет жизни, а еще более непосредственно — за последние три-четыре месяца. Все факторы конституций и состояний переменчивы, но конституции меняются гораздо медленнее, а состояния — значительно быстрее — в зависимости от ежедневных физических и психических вариаций.

5. В рамках нашей физической и психической конституции и состояния происходят многочисленные взаимодействия противоположных и взаимодополняющих факторов.

Поскольку все сущее состоит из противоположных и взаимодополняющих факторов и тенденций инь и ян, развиваясь благодаря постоянно меняющимся отношениям между ними, физические и психические проявления каждого человека тоже состоят из этих противоположных и взаимодополняющих факторов и тенденций (см. таблицу).

Структуры	
Преобладание инь	**Преобладание ян**
Часть тела	Часть головы
Передняя сторона тела или головы	Задняя сторона тела или головы
Мягкие органы	Плотные органы
Расширенные органы	Сжатые органы
Периферические части	Внутренние части
Верхнее положение	Нижнее положение
Функции	
Нервные функции	Пищеварительные функции
Функции электромагнитных меридианов	Функции циркуляции жидкостей
Функции симпатической нервной системы	Функции парасимпатической нервной системы
Женские функции	Мужские функции
Психическая деятельность	Физическая деятельность
Функции выделения	Функции потребления
Восходящее движение	Нисходящее движение
Разделяющее, выходящее движение	Собирающее, входящее движение
Расширение	Сжатие
Выдох	Вдох
Гибкость	Ригидность
Медленное движение	Быстрое движение

Эти части тела и функции структурно и оперативно уравновешивают друг друга в согласии с вышеназванными двенадцатью принципами относительного мира.

6. Продукты и другие употребляемые человеком вещества, формирующие внутреннюю среду, можно классифициро-

вать по соответствующей шкале согласно антагонистически-взаимодополняющим отношениям между ними.

По способности стимулировать определенные части тела и вызывать перечисленные выше противоположные и взаимодополняющие функции они классифицируются следующим образом (см. таблицу):

ЭФФЕКТЫ РАСШИРЕНИЯ, ДИФФЕРЕНЦИАЦИИ И ВНЕШНЕЙ НАПРАВЛЕННОСТИ ИНЬ

Высокая атмосферная температура

Большинство лекарств
Наркотики
Пищевые добавки, инсектициды
Алкоголь
Рафинированный сахар
Ароматизированные и стимулирующие напитки (мятный чай, кофе, ромашковый чай и т. п.)
Пряности (перец, горчица, карри, базилик, мускатный орех и т. п.)
Растительное масло
Фрукты тропического происхождения (папайя, манго, ананас, бананы и т. п.)
Фрукты и ягоды умеренного пояса (вишня, дыня, яблоки, сливы, груши и т. п.)
Молоко и сливки
Растения древнего и тропического происхождения (дрожжи, грибы, картофель, помидоры, баклажаны, спаржа, авокадо и т. д.)
Листовые овощи
Круглые овощи (дыня, лук и т. п.)   Умеренная   Более холодная
Корнеплоды   климатическая   климатическая
Водоросли   зона   зона
Орехи
Бобовые из более жарких климатических зон
Бобовые из более холодных климатических зон   Более жаркая
Семена   климатическая
Злаки   зона
Морепродукты древней природы ← Линия равновесия →
Рыба современных видов
Мясо земноводных
Мясо рептилий
Мясо птицы
Сыр
Мясо млекопитающих
Яйца
Икра
Соль

Низкая атмосферная температура

ЭФФЕКТЫ СЖАТИЯ, КОНДЕНСАЦИИ И ВНУТРЕННЕЙ НАПРАВЛЕННОСТИ ЯН

---

7. Продукты инь-качества порождают инь-структуры и функции, в то время как продукты ян-качества порождают ян-структуры и функции.

Состояние человека меняется изо дня в день в соответствии с качеством употребляемых продуктов, которые вызывают изменения в составе крови и нервных реакциях, что в долгосрочной перспективе приводит к структурным изменениям, а в краткосрочной — к изменениям функций. К числу простейших примеров можно отнести расширение капилляров, активное выделение пота и мочи (функция инь) в результате чрезмерного употребления жидкости (инь) и сокращение тканей, нервов и сосудов (функция ян) в результате чрезмерного употребления соли (ян). В зависимости от природного качества продуктов, их комбинирования и методов приготовления могут наблюдаться бесчисленные вариации реакций, эффектов и степени влияния инь и ян. Активная физическая и психическая деятельность также является фактором, усиливающим ян, в то время как отдых и сон, особенно в сочетании с перееданием, приводят к усилению инь.

8. Принцип пяти стадий трансформации энергии.

В феноменальном мире энергия преобразуется в различные формы. Все относительные феномены представляют собой переходные формы энергии, которые можно разделить на пять общих стадий трансформации между расширением (инь) и сжатием (ян).

Этими пятью стадиями являются: 1) восходящее расширение; 2) активное движение в разреженном состоянии; 3) процесс конденсации; 4) застывшая энергия; 5) плывущая энергия (см. рис. 1.1). Данные стадии можно охарактеризовать с помощью примеров, наблюдаемых в повседневной жизни.

Энергия	Примеры
1. Восходящее расширение	Газообразное состояние – Дерево
2. Активное движение в разреженном состоянии	Плазматическое состояние – Огонь
3. Процесс конденсации	Полуплотное состояние – Земля
4. Застывшая энергия	Твердое состояние – Металл
5. Плывущая энергия	Жидкое состояние – Вода

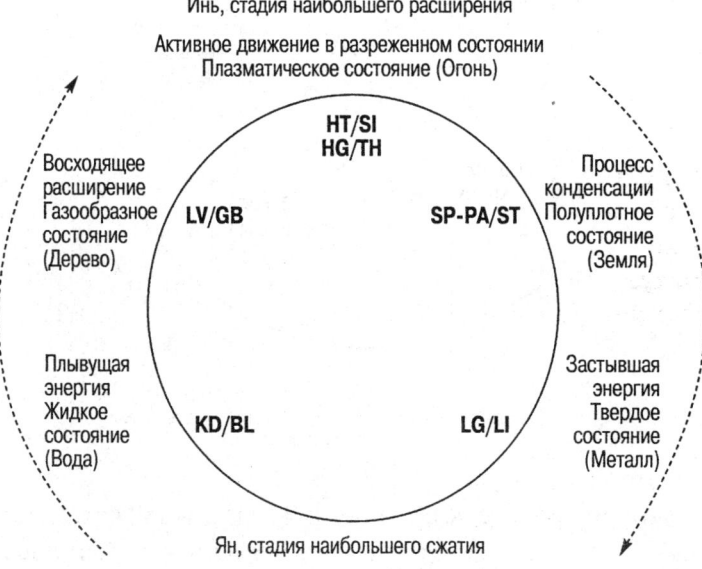

LG/LI – Легкие и толстая кишка

KD/BL – Почки и мочевой пузырь
LV/GB – Печень и желчный пузырь
HT/SI – Сердце и тонкая кишка

HG/TH – Функции перикарда, кровообращение и тепловой обмен
SP-PA/ST – Селезенка, поджелудочная железа и желудок

Рис. 1.1. Пять стадий трансформации энергии

Эти пять стадий изменения энергии касаются также энергетических функций, связанных с различными органами и меридианами (см. рис. 1.2).

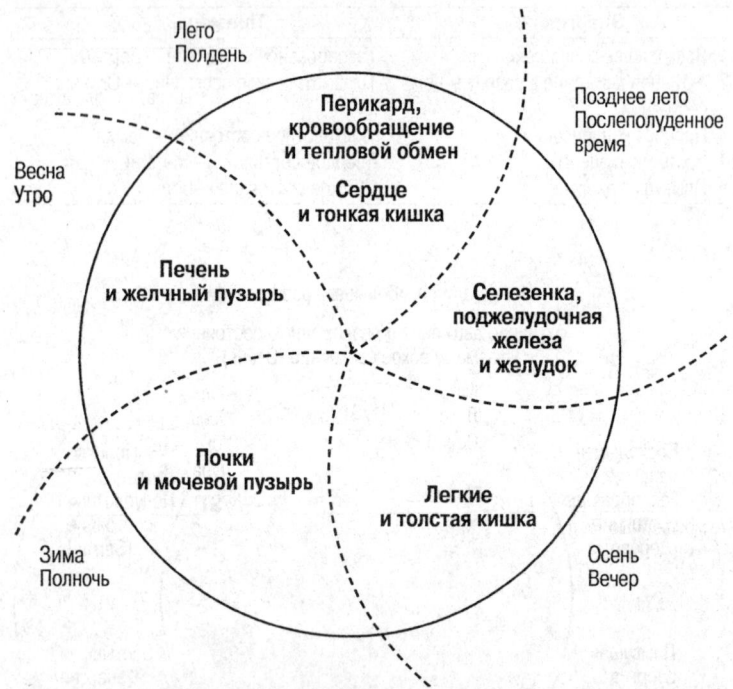

Рис. 1.2. Пять стадий трансформации энергии в соответствии с временем года и временем суток

Эти энергетические состояния связаны также с сезонными, ежемесячными и суточными изменениями энергии, а также с условиями окружающей среды. Ими также описываются психические состояния и эффекты диеты. Таблица энергетических состояний (см. с. 25) имеет непосредственное отношение к диагностике.

Перечисленные в ней продукты питают и активизируют органы и функции, относящиеся к одной с ними категории. Например, пшеница, ячмень, молодая зелень и ростки улучшают деятельность печени и желчного пузыря. Кроме того, и симптомы физических расстройств проявляются с наибольшей очевидностью в органах, относящихся к той же категории. Например, заболевания

Пять стадий трансформации энергии

Фактор	1	2	3	4	5
Энергия	Восходящая	Активная	Нисходящая	Застывшая	Плывущая
Примеры	Газообразное состояние	Плазматическое состояние	Процесс конденсации Полуплотное состояние	Твердое состояние	Жидкое состояние
Органы	Дерево Печень, желчный пузырь	Огонь Сердце, тонкая кишка	Земля Селезенка, поджелудочная железа, желудок	Металл Легкие, толстая кишка	Вода Почки, мочевой пузырь
Направление	Восток	Юг	Центр	Запад	Север
Время года	Весна	Лето	Позднее лето	Осень	Зима
Фазы Луны	Растущая Луна	Полнолуние	Скрытая Луна	Убывающая Луна	Новолуние
Время суток	Утро	Полдень	День	Вечер	Ночь
Атмосферные условия	Ветрено	Жарко	Влажно	Сухо	Холодно
Злаковые и бобовые	Пшеница, ячмень	Кукуруза	Просо	Рис	Бобовые
Овощи	Ростки и травы	Листовые овощи	Круглые овощи	Некрупные овощи	Корнеплоды
Фрукты	Весенние	Летние	Позднелетние	Осенние	Зимние и сушеные
Запах	Жира	Горелого	Ароматный	Рыбный	Гнилостный
Вкус	Кислый	Горький	Сладкий	Острый	Соленый
Части организма	Ткани	Кровеносные сосуды	Мышцы	Кожа	Кости
Физические особенности	Ногти	Волосы на теле, цвет лица	Грудь, губы	Дыхание	Волосы на голове
Цвет кожи	Сероватый, синеватый	Красный	Желтый, молочный	Бледный	Черный, темный
Физиологические выделения	Слезы	Пот	Слюна	Выделения из носа	Слюна
Физические симптомы	Спазмы	Повышенная тревожность	Рыдания	Кашель	Озноб
Звуки	Крик	Речь	Пение	Плач	Стон
Проявления	Цвет	Запах	Вкус	Голос	Флюиды
Эмоциональная реакция	Гнев, возбуждение	Смех, болтливость	Нерешительность, подозрительность	Печаль, депрессия	Страх, тревога

легких и толстой кишки наиболее явно сказываются на состоянии кожи и дыхания. Они также являются причиной бледного цвета лица, «рыбного запаха», насморка и кашля. Одновременно они оказывают сильное влияние на голос, а также проявляются в печали, депрессии и плаче.

С помощью этой таблицы можно диагностировать различные физические нарушения. Например, плохое состояние волос (ломкость и т. п.), боли в костях, проблемы с ушами или слухом указывают на серьезные нарушения в деятельности выделительной системы.

Таблица показывает также, какие изменения происходят в окружающей среде в зависимости от сезона, месяца, дня и состояния атмосферы. Соответственно можно выполнять и диагностику. Если человека регулярно лихорадит в определенное время суток, в определенный день месяца или в определенное время года, это указывает на то, что органы, принадлежащие к той же энергетической категории, являются главным очагом заболевания. Например, если самочувствие ухудшается в условиях высокой влажности, особенно после полудня в облачный день, это указывает на то, что проблемными органами являются селезенка и желудок.

Чтобы преодолеть эти физические и психические недуги, упор следует сделать на питание, выбирая продукты, принадлежащие к той же категории, и избегая тех, которые относятся к противоположным категориям. Например, в случае диабета (заболевания, связанного с нарушением функции поджелудочной железы) следует рекомендовать употреблять в пищу больше таких продуктов, как пшено и круглые овощи (капуста, тыква, патиссоны и т. п.).

2. Физическая и психическая конституция человека и состояние здоровья

КОНСТИТУЦИЯ И ЕЕ ПОРЯДОК

Физическая и психическая конституция человека формируется под воздействием следующих факторов:

- Наследственные факторы (репродуктивные клетки матери и отца).
- Психическое и физическое состояние матери во время беременности.
- Воздействие пищи и окружающей среды в период роста после рождения.

В связи с этим в целях диагностики необходимо принимать в расчет следующие факторы влияния на состояние человека и его судьбу:

- Состояние здоровья родителей и предыдущих поколений.
- Качество репродуктивных клеток.
- Дата зачатия и рождения.
- Место рождения и роста.
- Питание матери во время беременности и ребенка в период роста.
- Семейные и социально-культурные источники влияния.

Рассмотрим эти факторы подробнее.

Состояние здоровья родителей и предыдущих поколений

Если родители и представители предыдущих поколений отличаются большой физической ориентированностью в плане повседневной деятельности и образа жизни, их потомки будут иметь схожие тенденции, если только ситуация не изменится под воздействием таких факторов, как диета, место жительства, а также социально-культурные источники влияния перед или во время беременности. Аналогичным образом и потомки людей с большей психологической и духовной ориентацией также будут характеризоваться схожими психологическими и духовными тенденциями. Это подобие характеристик особенно очевидно, если в семье из поколения в поколение придерживаются схожих традиций, рациона питания и люди живут в одинаковых климатических условиях.

Качество репродуктивных клеток

Качество репродуктивных клеток (сперматозоидов и яйцеклеток), особенно перед оплодотворением, является фундаментальным фактором, определяющим развитие физической и психической конституции будущего ребенка. Не только ДНК, РНК и другие генетические факторы, но также энергетика, химический состав и другие характеристики репродуктивных клеток обусловливают начало развития нового человека и определяют:

- *Пол ребенка*. Если сперматозоид активнее яйцеклетки, с большей вероятностью рождается ребенок женского пола; если же больше заряжена энергией яйцеклетка, родится мальчик.
- *Основные системы в организме ребенка*. Поскольку сперматозоид отца оказывает, как правило, более мощное воз-

действие на нервную систему ребенка, в то время как яйцеклетка матери больше влияет на его пищеварительную и репродуктивную системы, конституция новорожденного в значительной мере зависит от координации функций нервной, пищеварительной и репродуктивной систем, которая может сильно варьироваться в силу двойственной природы обоих типов репродуктивных клеток.

❀ *Основные органы.* Влияние отца в большей мере проявляется в левой половине головы и тела ребенка, включая левое легкое, левое предсердие, селезенку, поджелудочную железу, желудок, левую почку, левую часть тонкой кишки, нисходящую ободочную кишку и левый яичник или яичко. Мать через яйцеклетку в большей мере проявляет свои черты в правой половине головы и тела ребенка, включая правое легкое, правое предсердие, печень, желчный пузырь, правую почку, двенадцатиперстную кишку, правую часть тонкой кишки, восходящую ободочную кишку и правый яичник или яичко.

❀ *Психическую и физическую конституцию ребенка.* Влияние отца сильнее проявляется в интеллектуальных, социальных качествах ребенка, в то время как влияние матери больше заметно в его физических, чувственных и эмоциональных характеристиках.

Дата зачатия и рождения

Дата зачатия и рождения является очень важным фактором формирования физической и психической конституции. Традиционная астрология придает ей очень большое значение при определении судьбы человека. В практическом плане сезонное состояние атмосферы (включая изменения электромагнитных полей на земле, в воде и воздухе, а также излучения, волны и другие вибрации, возникающие вследствие движения небесных тел) оказывает различное воздействие на физическое и психическое состояние родителей, их сексуальную энергию и особенности репродуктивных клеток. Кроме того, на качестве клеток крови, из которых создаются репродуктивные клетки, отражаются сезонные особенности рациона питания.

Эти изменения в диете продолжаются на протяжении всего девятимесячного срока беременности в соответствии со сменой времен года и, соответственно, климатических и температурных условий. Поэтому ребенок, родившийся весной, имеет физическую и психическую конституцию, противоположную той, которой обладает ребенок, родившийся осенью (см. рис. 2.1).

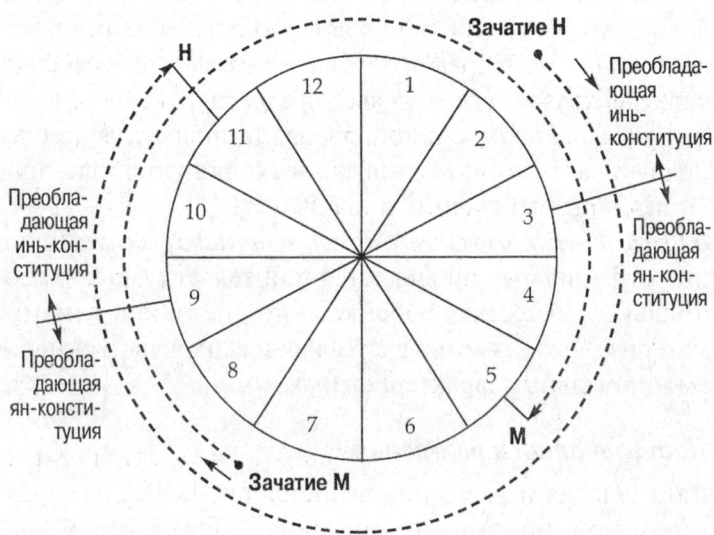

Числа от 1 до 12 обозначают месяцы с января по декабрь. Человек М, родившийся в середине мая, был зачат в начале августа, а человек Н, родившийся в середине ноября, был зачат в начале февраля.

Рис. 2.1. Дата рождения и физическая конституция

1. У человека, зачатого в августе и родившегося в мае, внутриутробный период развития приходится на осень, зиму и весну. В эти месяцы его мать употребляет в пищу продукты осенне-зимнего сезона* — более соленые, подвергнутые большей термической обработке, менее скоропортящиеся; чаще преобладают продукты животного происхождения. А мать ребенка, родившегося в ноябре, во время беременности употребляет в пищу преимущественно продукты весенне-летнего сезона — менее соленые, подвергнутые меньшей термической обработке; чаще преобладают фрукты, овощи, сладости и жидкости. Поэтому биологические истории тех, кто родился в мае и ноябре, сильно отличаются друг от друга. За девять месяцев вынашивания, пока плод почти в три миллиарда раз прибавляет в весе, повторяя весь процесс биологической эволюции от одноклеточного организма до выхода животных из воды на сушу, формируется его конституция, а также закладываются основные физические и психические особенности.

2. Таким образом, каждый индивид имеет конституцию, противоположную той, которой обладает человек, родившийся в противоположное время года. Хотя у этих людей могут возникать трудности в плане взаимопонимания, их противоположные качества зачастую дополняют и поддерживают друг друга. Те, кто родился в одном и том же месяце или в одно и то же время года, имеют схожую физическую и психическую конституцию. Они лучше понимают друг друга, хотя взаимное влечение между ними может быть слабее, чем между людьми с противоположной конституцией.

3. Неудивительно, что те, кто родился в одном и том же месяце, гораздо чаще имеют схожие физические и пси-

---

* Зависит от географической зоны. — *Прим. перев.*

хические расстройства, чем люди, родившиеся в разные месяцы:

✿ У тех, кто родился весной и летом, выше вероятность развития туберкулеза легких, бронхита, респираторных заболеваний, а также болезней мочеполовой и сердечно-сосудистой систем.

✿ У родившихся осенью и зимой существует тенденция к возникновению заболеваний пищеварительной системы (особенно печени, желчного пузыря, поджелудочной железы, тонкой кишки, желудка, двенадцатиперстной кишки и селезенки), диабета и расстройств нервной системы.

В зависимости от даты рождения всех людей можно разделить на две большие категории: весенне-летнюю и осенне-зимнюю. Разделительная линия между ними проходит через первые числа марта и сентября.

Место рождения и роста

Место рождения и роста важно учитывать при диагностике общих физических и психических тенденций. Состояние окружающей среды и атмосферы оказывает сильное влияние на режим питания матери во время беременности и ребенка после рождения, вследствие чего между теми, кто родился и вырос в условиях жаркого климата, и теми, кто родился и вырос в условиях холодного климата, имеются серьезные конституциональные различия. Первым свойственно употреблять в пищу больше легкой, подвергнутой минимальной термической обработке пищи, включая овощи, фрукты и соки, в то время как вторые употребляют больше соли, каш, подвергнутых сильной термической обработке овощей и продуктов животного происхождения.

Различия можно наблюдать также между людьми, родившимися и выросшими вблизи моря, в равнинной местности и в горах. Те, кто живет возле моря, употребляют в пищу больше морепродуктов, уроженцы гор отдают предпочтение продуктам, подвергнутым сильной термической обработке, а рацион выходцев с равнин занимает промежуточное положение.

Важные различия можно наблюдать также между людьми, родившимися и выросшими в городах, и теми, кто родился и вырос в сельской местности. Первые употребляют, как правило, продукты пищевой промышленности, в то время как вторые — в основном натуральные продукты.

От места рождения и роста в большой мере зависят особенности физической и психической конституции, а также предрасположенность к определенным заболеваниям (см. таблицу).

Место рождения и роста	Потенциальные нарушения
Северные, холодные, горные районы	Накопление слизи и жиров, формирование опухолей и новообразований, заболевания кожи, печени и желчного пузыря
Южные, теплые, приморские районы	Заболевания кишечника, легких, мочеполовой и нервной систем. Некоторые кожные и онкологические заболевания. Паралич и артрит
Городские районы	Комплексные заболевания, особенно кишечника, легких, нервной и репродуктивной систем
Сельские районы	Более простые заболевания. Расстройства пищеварительной, мочеполовой и нервной систем наблюдаются реже

Питание матери во время беременности и ребенка в период роста

Качество продуктов, потребляемых матерью в период беременности и ребенком во время роста, оказывает решающее влияние на конституцию, предопределяя особенности телосложения, а также функциональные способности различных органов и желез (см. табл. на с. 34).

Продукты	Общие тенденции
Овощи, подвергнутые термической обработке	Нормальный обмен веществ, физическая и психическая активность, уравновешенность. Хорошее здоровье. Развитая интуиция и эстетическое чутье
Овощи, особенно сырые	Мягкий характер и скептицизм. Заболевания кожи, дыхательной и выделительной систем, хронические кишечные расстройства
Фрукты, овощи и орехи	Сентиментальность, нервозность, повышенная чувствительность, критичность. Склонность к заболеваниям пищеварительной и репродуктивной систем
Молочные продукты	Медлительность, тугодумие. Склонность к ожирению, заболевания кожи, печени, желчного пузыря и селезенки, сексуальные расстройства, повышенная склонность к образованию кист, опухолей, в том числе раковых
Мясо и яйца	Упрямство, решительность, материалистическое мировоззрение. Острота чувств, умелые руки. Заболевания сердечно-сосудистой и пищеварительной систем, болезни тонкой кишки, образование раковых опухолей
Сахар, мед и другие сладости	Ожирение, диабет, заболевания кожи, органов чувств, нервной, пищеварительной и мочеполовой систем
Специи и стимуляторы	Раздражительность, эмоциональные расстройства, повышенное / пониженное кровяное давление, заболевания кожи, сердечно-сосудистой и мочеполовой систем, нарушение репродуктивной функции

Семейные и социально-культурные источники влияния

Очень большое влияние на формирование физической и психической конституции ребенка оказывают традиционный образ жизни в семье и обществе в целом, а также воспитание и образование. Эти факторы воздействуют на рацион питания человека, а также на его образ мышления и поведения.

Например, иммигранты, приезжающие в Северную Америку, в первом и втором поколениях, как правило, придерживаются того режима питания и норм поведения, которые приняты у них на родине. Традиционное влияние на привычки питания и морально-этические нормы поведения оказывают также и религии. К примеру, буддисты употребляют преимущественно крупы и овощи, а последователи ислама — жирную пищу и пряности. Рацион питания протестантов более разнообразен. Свои диетические обычаи есть и у иудаистов.

Свою роль в изменении диетических и социальных обычаев играет также и образование. В то время как менее образованные люди, как правило, придерживаются семейных традиций, рацион питания более образованных людей обычно разнообразнее, он включает в себя различные биодобавки и продукты пищевой промышленности. В этом смысле свое влияние на рацион и поведение людей оказывает также общий уровень благосостояния общества. В результате физическая и психическая конституция современных людей стремительно меняются по мере изменения культурно-экономических обстоятельств — в отличие от тех, кого не касаются современные тенденции развития.

ДИАГНОСТИКА КОНСТИТУЦИОНАЛЬНЫХ ТИПОВ

В искусстве диагностики существует несколько методов определения конституции. Давайте подробнее рассмотрим некоторые из них.

Костная система

Конституция человека в большей степени определяется его скелетом, в то время как о его состоянии свидетельствуют мышцы, кожа и периферические части тела. О конституции можно судить, прощупывая кости, особенно в области плеч, рук и ног. Более крупные и мощные кости указывают на крепкую конституцию с преобладанием ян, в то время как более тонкие и слабые — на хрупкую конституцию с преобладанием инь. Люди первого типа, как правило, более активны физически и социально, а люди второго типа более активны в умственном и творческом плане.

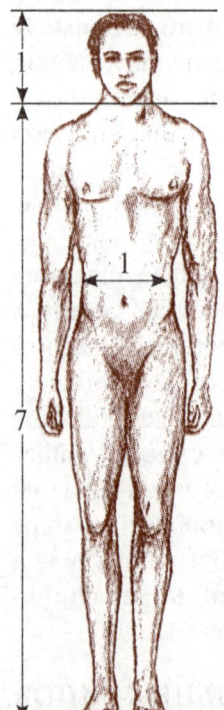

Соотношение размеров головы и тела

Стандартное соотношение размеров головы и остальной части тела составляет 1:7 (см. рис. 2.2). Если голова меньше (скажем, соотношение 1:8), значит, физическая и психическая конституция слабее средней, что связано с качеством пищи, которую употребляла мать в период беременности. Если же голова больше (например, соотношение 1:6), это указывает на конституцию, которая значительно мощнее средней, и на присущую человеку тенденцию к большей психической и социальной активности.

Рис. 2.2. Соотношение размеров головы и остальной части тела

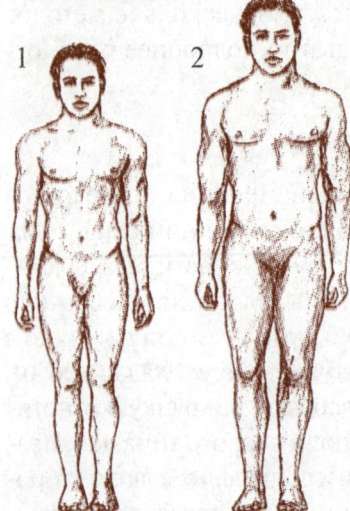

Рост

Более высоким людям присуща инь-конституция, в то время как у низкорослых преобладает ян-конституция (см. рис. 2.3). У людей первого типа, как правило, более развитые умственные способности; они больше склонны к заболеваниям дыхательной и нервной систем. Люди второго типа бо-

Рис. 2.3. Различия в росте
1. Преобладание ян-конституции
2. Преобладание инь-конституции

лее активны в физической и социальной жизни; они более восприимчивы к заболеваниям пищеварительной и сердечно-сосудистой систем.

Форма плеч

Люди с покатыми плечами отличаются более женственным характером, развитым эстетическим и художественным вкусом, в то время как квадратные плечи указывают на более мужской характер, склонность к интеллектуальному мышлению, физической и социальной активности (см. рис. 2.4). Если плечи имеют более округлую форму и сбалансированную мускулатуру, это свидетельствует о гармоничном характере, сочетании психической и физической активности, эстетики и интеллектуальности.

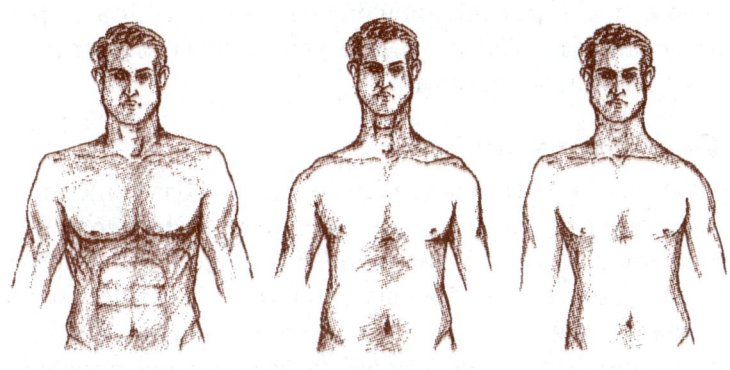

Квадратные плечи — более мужской характер

Покатые и круглые плечи — более женственный характер

Одно плечо выше другого

Рис. 2.4. Форма плеч

Если одно плечо выше другого, это указывает на то, что органы в той половине тела, которая соответствует более высокому плечу, слабее органов, расположенных с другой стороны. Особенно это касается легких и толстой кишки.

Кисти и стопы

Крупные кисти и стопы указывают на мощную внутреннюю конституцию как следствие преобладания ян-диеты во время беременности при одновременной развитости периферических органов, вызванной преобладанием инь-диеты в период роста ребенка. Люди такого типа, как правило, отличаются крепким физическим и психическим здоровьем, а также большой гибкостью и художественным вкусом в социальной и интеллектуальной сферах. Люди с маленькими кистями и стопами сильны физически, но менее активны психологически.

Длинные и тонкие пальцы рук и ног свидетельствуют о том, что человек более развит в эмоциональном, художественном и эстетическом плане, в то время как короткие и толстые пальцы говорят о физически активной природе человека, который не слишком подвержен влиянию окружающей среды, меньше интересуется интеллектуальными и духовными вопросами.

Состояние мышц и кожи

Более слабые мышцы указывают на преобладание инь-конституции, употребление жидкой пищи, овощей и фруктов, а более крепкие — на преобладание ян-конституции, употребление бобовых, продуктов животного происхождения и минералов. Состояние мышц и кожи — по сравнению с костями — легче поддается изменению под действием диеты и физических упражнений, поскольку мышцы и кожа состоят преимущественно из белков и жиров, в то время как кости содержат больше минералов. Поэтому состояние мышц и кожи указывает не только на конституцию, сформировавшуюся за время внутриутробного развития и дальнейшего роста, но и на текущее физическое и психическое состояние человека. Более слабые мышцы и тонкая кожа указывают на склонность к раздумьям и умение приспосабливаться к обстоятельствам, в то время как более крепкие мышцы и грубая кожа свидетельствуют о физической активности.

Другие индикаторы

Для определения конституции могут использоваться многие физические характеристики, и некоторые из них еще будут обсуждаться на страницах этой книги. В частности, диагностику можно выполнять по форме головы, зубов, рта, глаз, бровей, а также по осанке, поведению и многим другим факторам.

АНТАГОНИСТИЧЕСКИ-ВЗАИМОДОПОЛНЯЮЩИЕ СВЯЗИ В СТРОЕНИИ И ФУНКЦИЯХ ЧЕЛОВЕЧЕСКОГО ОРГАНИЗМА

В целях практической диагностики конституции и состояния здоровья необходимо выявлять антагонистически-взаимодополняющие связи в строении и функциях человеческого организма. Некоторые из наиболее важных связей такого рода обсуждаются в следующем разделе.

ГОЛОВА И ЛИЦО

Соответствие участков лица определенным органам тела

В период внутриутробного развития центром всей структуры организма будущего ребенка является пупок. Во время родов и после них центр смещается в область рта и шеи. Эта центральная точка соединяет голову (верхняя сфера) и туловище (нижняя сфера), которые хорошо коррелируют между собой: нижняя часть головы соответствует верхней части туловища (за исключением рта и ротовой полости, связанных с пищеварительной системой); средняя часть головы — средней части туловища, а верхняя часть головы — нижней части туловища. Согласно этому принципу, каждый участок лица является отражением определенного органа и его функции (см. рис. 2.5).

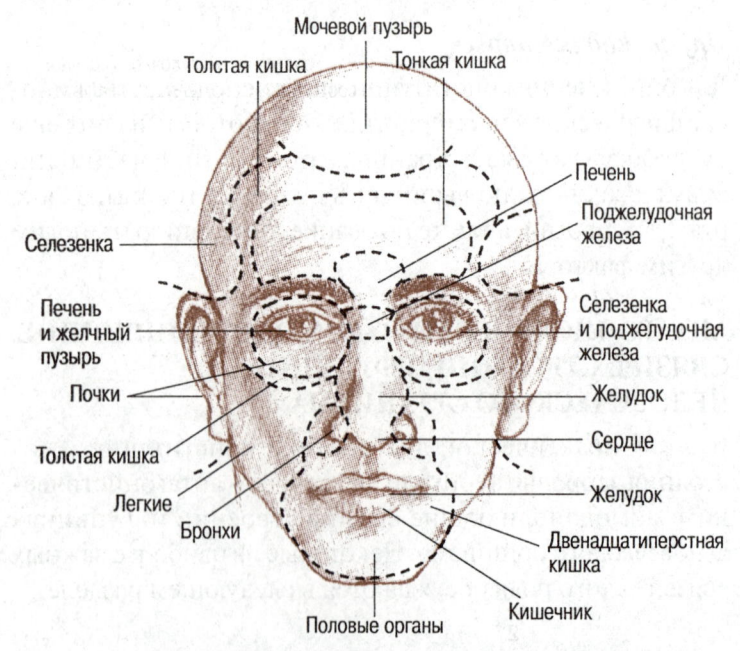

Рис. 2.5. Соответствие участков лица определенным органам тела

Участки лица	Органы и системы тела
Щеки	Состояние щек указывает на состояние легких и их функцию
Кончик носа	Кончик носа соответствует сердцу и его функциям, в то время как ноздри соответствуют бронхам, связанным с легкими
Нос	Средняя часть носа указывает на состояние желудка, а переносица — на состояние поджелудочной железы
Глаза	Глаза соответствуют почкам, а также яичникам у женщин и яичкам у мужчин. Кроме того, левый глаз коррелирует с состоянием селезенки и поджелудочной железы, а правый — с состоянием печени и желчного пузыря
Участок между бровями	Область между бровями указывает на состояние печени, а виски — на состояние селезенки
Лоб	Средняя часть лба соответствует тонкой кишке, а его боковые части — толстой кишке

Верхний участок лба	Верхняя часть лба указывает на состояние мочевого пузыря
Уши	Уши соответствуют почкам: левое ухо соотносится с левой почкой, а правое – с правой
Рот	Рот в целом указывает на состояние желудочно-кишечного тракта: верхняя губа соответствует желудку, внутренняя часть нижней губы — тонкой кишке, а ее боковые части — толстой. Уголки губ указывают на состояние двенадцатиперстной кишки
Участок вокруг рта	Область вокруг рта соответствует половым органам и их функциям

Соответствие участков лица крупным системам организма

В период внутриутробного развития все крупные системы организма, а именно пищеварительная, дыхательная, нервная, кровеносная и выделительная, формируют структуру лица, разделяя его на четыре участка (см. рис. 2.6).

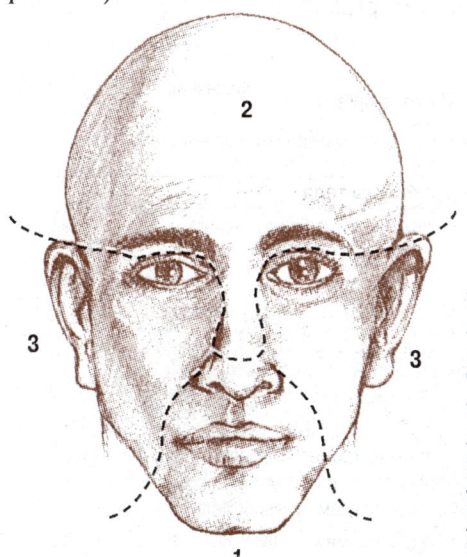

Участок 1. Нижний участок лица вокруг рта, ограниченный линиями, идущими от крыльев носа.

Участок 2. Верхний участок лица, ограниченный бровями и включающий нос.

Участок 3. Боковые части лица, включающие глаза, щеки и уши.

Рис. 2.6. Участки лица

Участки, указанные на иллюстрации, соответствуют следующим системам организма:

Участок 1. Состояние губ, языка, ротовой полости и области вокруг рта соотносится с функциями пищеварительной системы. Отчасти этот участок, особенно его периферия, связан также с дыхательной системой.

Участок 2. Состояние лба, в том числе висков и бровей, свидетельствует о состоянии нервной системы.

Участок 3. Боковые части лица, включающие глаза, щеки и уши, отражают состояние и функции кровеносной и выделительной систем.

Соответствие участков головы системам и органам тела

Голову можно условно разделить на несколько участков, каждый из которых отражает состояние определенных систем и органов тела (см. рис. 2.7).

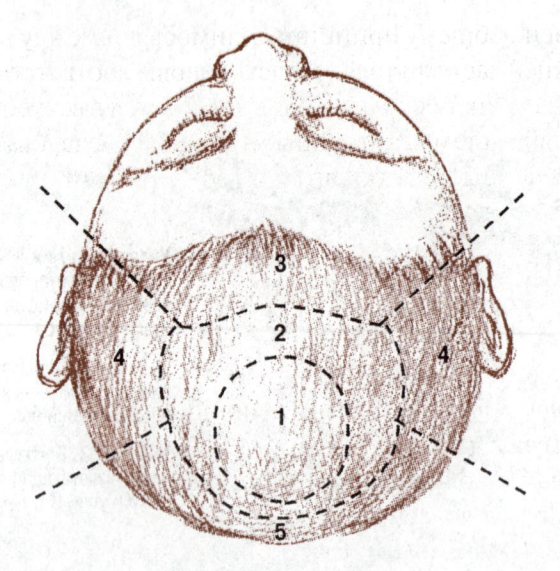

Рис. 2.7. Участки головы

Участок 1. Центральная часть головы (макушка) свидетельствует о состоянии сердца и тонкой кишки.

Участок 2. Участок, окружающий область 1, соответствует пищеварительной системе, включая пищевод, желудок, двенадцатиперстную и толстую кишки, а также ее функциям.

Участок 3. Передняя часть головы соотносится с функциями выделительной системы, в частности почек и мочевого пузыря.

Участок 4. Боковые части головы над ушами указывают на состояние дыхательной системы, в том числе легких и бронхов.

Участок 5. Затылочная часть головы отражает состояние печени, селезенки и поджелудочной железы.

Вся периферическая область головы отражает состояние кровеносной системы.

Соответствие участков головы и ягодиц

Согласно общему принципу взаимосвязи между верхней и нижней частями тела, область головы соответствует области ягодиц, поскольку голова находится в верхней части нервной системы, а ягодицы — в нижней. Следовательно, определенные участки ягодиц соответствуют определенным участкам головы и мозга (см. рис. 2.8). Напряжение и иные болезненные состояния мозга также находят свое отражение в мышцах и тканях ягодичной области.

Участок 1. Нижняя часть ягодиц соответствует передней части головы и мозга.

Участок 2. Верхняя часть ягодичной области — затылочной части головы и мозга.

Участок 3. Боковые части ягодичной области — боковым частям головы и мозга.

Участок 4. Центральная часть ягодичной области — средней части головы и мозга.

Участок 5. Копчик — носу и носовой полости.
Участок 6. Нижняя часть позвоночника в районе поясницы — продолговатому мозгу в задней части шеи.

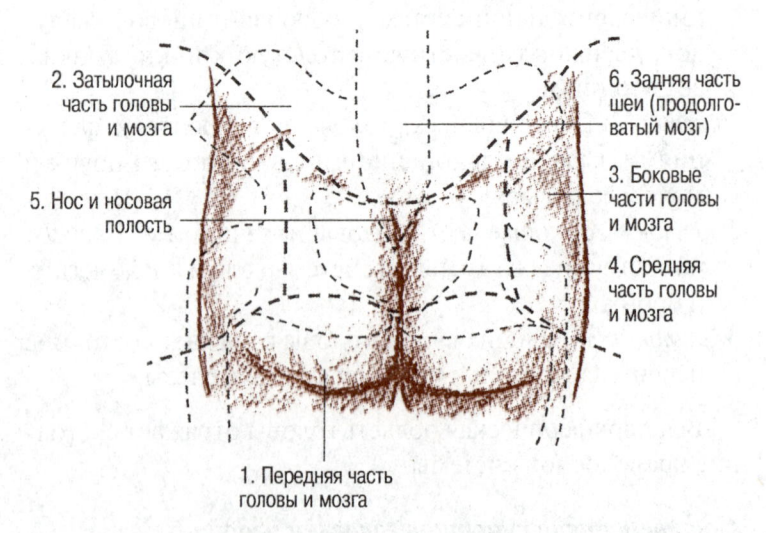

Рис. 2.8. Соответствие участков ягодиц и головы

ПЕРИФЕРИЧЕСКИЕ ЧАСТИ ТЕЛА

Периферические части тела, такие как кисти и стопы, отражают состояние различных внутренних органов и систем, и об этом пойдет речь в следующих разделах.

ЛАДОНИ

Ладони отражают состояние внутренних систем: пищеварительной, дыхательной, нервной, кровеносной и выделительной (см. рис. 2.9).

Линия 1 и прилегающий к ней участок ладони в основании большого пальца. Состояние и функции дыхательной и пищеварительной систем.
Линия 2 и прилегающий к ней участок. Состояние и функции нервной системы.

Линия 3 и прилегающий к ней участок. Состояние и функции кровеносной и выделительной систем.

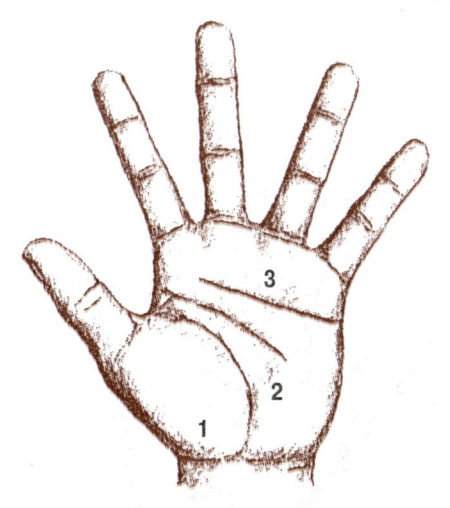

Рис. 2.9. Участки ладони

ПАЛЬЦЫ

Пальцы соотносятся с органами и функциями как верхней части туловища (легких и сердца), так и нижней (кишечника), а также с такими функциями, как кровообращение и тепловой обмен. Каждый палец соответствует определенной функции (см. рис. 2.10).

Большой палец свидетельствует о состоянии легких и дыхания вообще.

Указательный палец соответствует толстой кишке и ее функциям.

Средний палец является показателем уровня циркуляции крови и энергии, в том числе и сексуальной.

Безымянный палец связан с удалением избыточной энергии из сердца, желудка и кишечника (энергетический и тепловой обмен).

Мизинец отражает состояние и функции сердца и тонкой кишки.

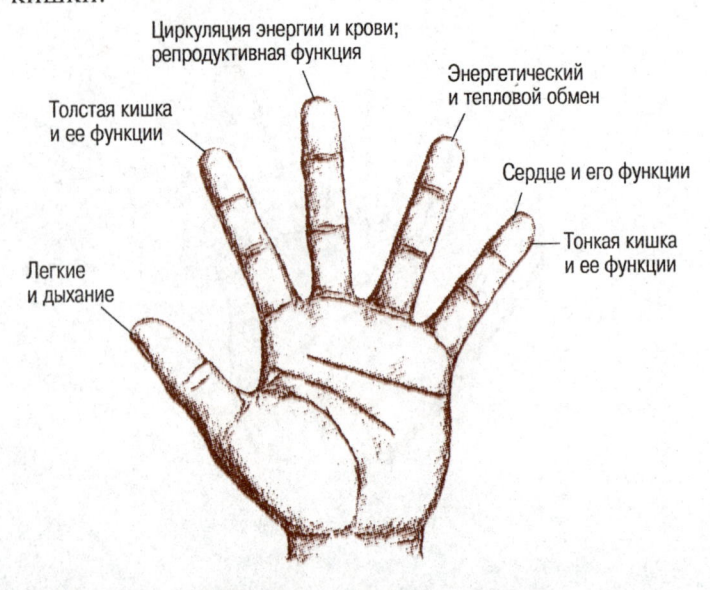

Рис. 2.10. Соответствие пальцев определенным органам тела

СТУПНИ

Ступни также отражают состояние всего организма. Поскольку туловище и ступни участвуют в поддержании равновесия тела в вертикальной и горизонтальной плоскостях, каждый участок ступни коррелирует с соответствующими участками туловища, свидетельствуя о состоянии тех или иных органов и связанных с ними функций (см. рис. 2.11).

Точка 1 коррелирует с почками.
Точка 2 — с сердцем и желудком.
Точка 3 — с центром живота.
Точка 4, находящаяся у основания первого пальца, соответствует плечам и лопаткам.

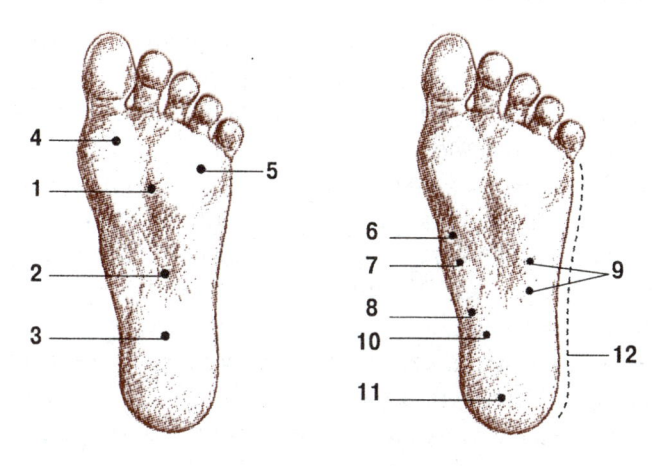

Рис. 2.11. Участки ступни

Точка 5, находящаяся у основания последнего пальца, — легким и дыханию.

Точка 6 — носу и ротовой полости.

Точка 7 — горлу и голосовым связкам.

Точка 8 — бронхам и области диафрагмы.

Точка 9 — желудку, двенадцатиперстной кишке и верхней части кишечника.

Точка 10 (внутренняя нижняя область стопы) соответствует кишечнику, особенно его средней части.

Точка 11 (пятка) свидетельствует о состоянии нижней части кишечника, прямой кишки и матки.

Точка 12 коррелирует с позвоночником и примыкающими к нему мышцами. Она также обозначает меридиан, связанный с функцией мочевого пузыря.

ПАЛЬЦЫ НОГ И НОГТИ

Пальцы ног и ногти на них отражают состояние органов и их функций, расположенных в средней части туловища, а именно селезенки, поджелудочной железы, печени, желудка, желчного и мочевого пузырей (см. рис. 2.12).

Первый палец, особенно наружная сторона, *и его ноготь* соответствуют селезенке, поджелудочной железе и их функциям. Внутренняя сторона пальца отражает также состояние печени.

Второй и третий пальцы и их ногти свидетельствуют о состоянии желудка и его функций. Второй палец в большей мере отражает состояние самого желудка, а третий — функции сфинктера желудка и двенадцатиперстной кишки.

Четвертый палец и его ноготь соответствуют желчному пузырю и его функциям.

Пятый палец и его ноготь — мочевому пузырю и его функциям.

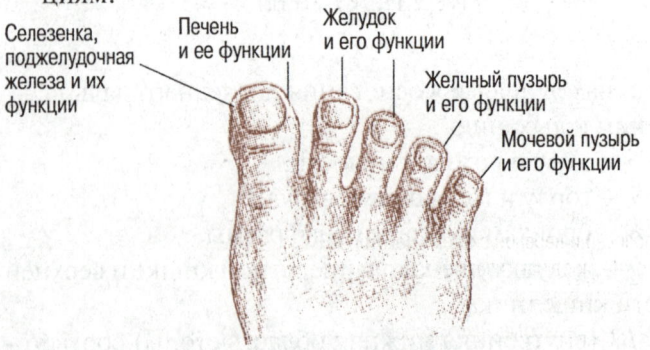

Рис. 2.12. Соответствие пальцев определенным органам тела

УЧАСТКИ СТУПНИ У ОСНОВАНИЯ ПАЛЬЦЕВ НОГ

Участки ступни у основания пальцев соотносятся с определенными органами и функциями (см. рис. 2.13).

Участок 1. Область под вторым пальцем — сердце и кровообращение.

Участок 2. Область под третьим пальцем — селезенка и циркуляция лимфы.

Участок 3. Область под четвертым пальцем — легкие и дыхание.

Участок 4. Область под пятым пальцем — почки и функция выделения.

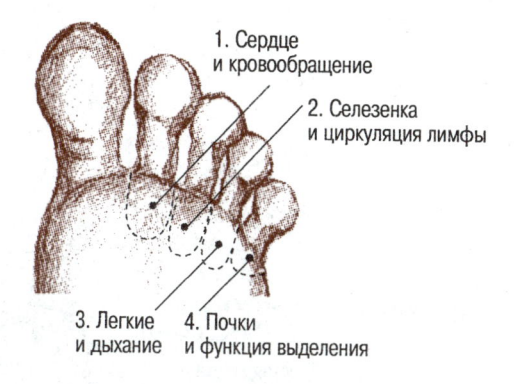

Рис. 2.13. Соответствие участков ступни у основания пальцев определенным органам тела

ЭНЕРГЕТИКА И СООТВЕТСТВИЕ ПЕРЕДНЕЙ И ЗАДНЕЙ ЧАСТЕЙ ТУЛОВИЩА

Передняя и задняя части туловища сохраняют антагонистически-взаимодополняющую взаимосвязь между собой, причем каждый участок передней части соответствует определенному участку задней части, и наоборот.

Точки входа ю и точки сбора бо

Точки, расположенные на туловище и связанные с определенными органами и функциями, называют точками входа ю и точками сбора бо (см. рис. 2.14).

Точки ю, расположенные на спине, представляют собой места вхождения в тело человека электромагнитной энергии, поступающей из окружающего мира, которая питает органы и активизирует их функции.

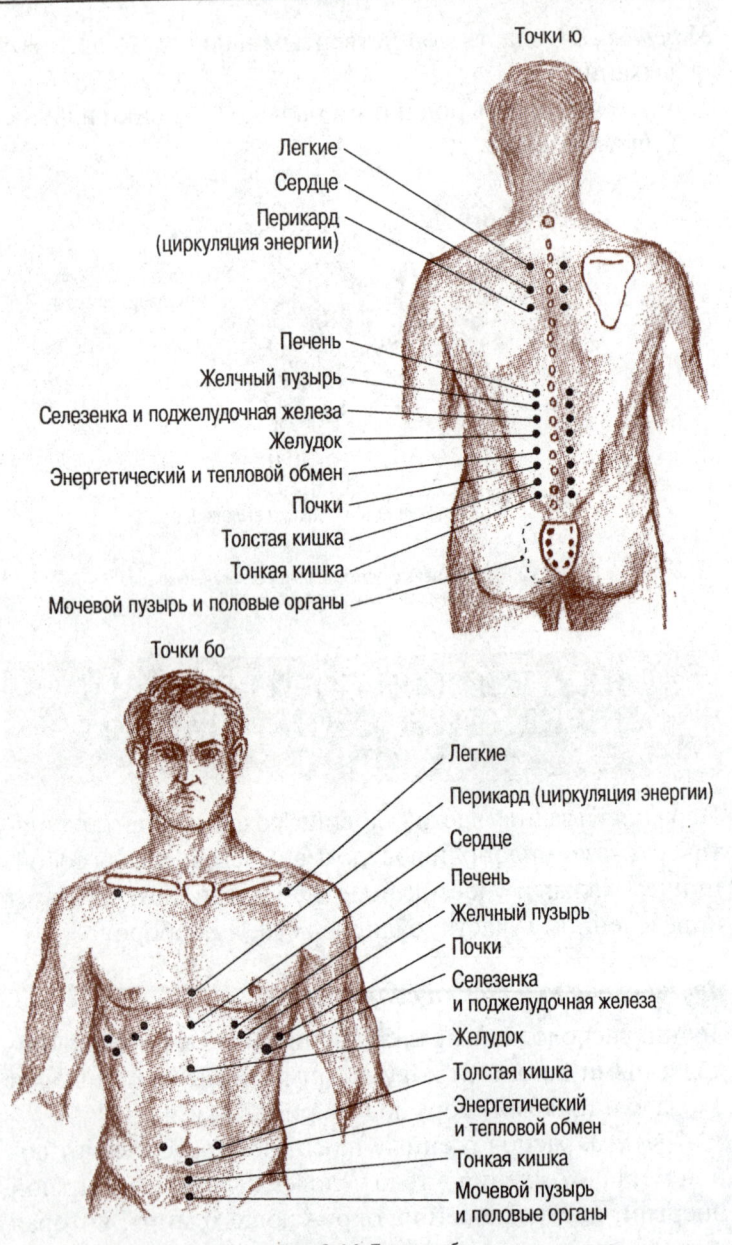

Рис. 2.14. Точки ю и бо

Точки бо, расположенные спереди, — это места, где собирается энергия, питающая соответствующие органы. Она скапливается в этих точках, а потом распределяется по телу и выводится в окружающую среду через руки и ноги, образуя электромагнитные линии, называемые меридианами. Эти меридианы и движущийся по ним электромагнитный поток используются в различных разновидностях восточной медицины, таких как иглоукалывание, шиацу и лечение ладонями.

Соответствие передней и задней частей туловища

Следующие участки на задней части туловища соотносятся с определенными органами и их функциями на передней его части (см. рис. 2.15).

Участок 1. Затылок связан с глазами и зрением, а также с носом и дыханием.

Участок 2. Задняя сторона шеи, включая продолговатый мозг, соотносится с ротовой полостью, голосовыми связками и дыханием.

Участок 3. Область спины на уровне верхней части грудного отдела позвоночника соотносится с легкими, бронхами и дыханием, а также с толстой кишкой и ее функциями.

Участок 4. Область спины на уровне средней части грудного отдела позвоночника соотносится с нижней частью легких, диафрагмой, печенью, желчным пузырем, селезенкой и их функциями.

Участок 5. Область спины на уровне нижней части грудного отдела позвоночника соотносится с желудком, поджелудочной железой и их функциями, а также с двенадцатиперстной кишкой, почками и их функциями.

Участок 6. Область спины непосредственно над поясницей соотносится с поперечной ободочной кишкой, верхним отделом тонкой кишки и их функциями.

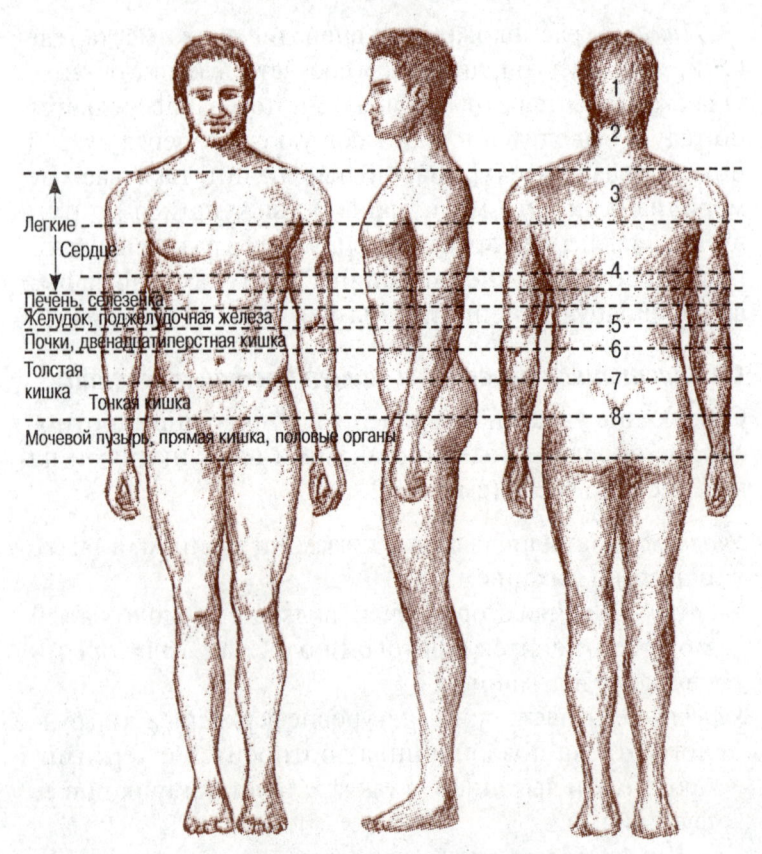

Легкие
Сердце
Печень, селезенка
Желудок, поджелудочная железа
Почки, двенадцатиперстная кишка
Толстая кишка
Тонкая кишка
Мочевой пузырь, прямая кишка, половые органы

Рис. 2.15. Соответствие передней и задней частей туловища. Горизонтальные корреляции

Участок 7. Область поясницы соотносится с нижним отделом тонкой кишки, восходящей ободочной кишкой, нисходящей ободочной кишкой и их функциями.

Участок 8. Область крестца и ягодиц соотносится с прямой кишкой и ее функциями, маткой, яичниками, предстательной железой, яичками и другими репродуктивными органами и их функциями.

Участки 9 и 10. Периферическая область спины соотносится с центральной частью передней части туловища, а именно с желудочно-кишечным трактом. Средняя ее часть отражает состояние кровеносной системы с входящими в нее органами и выделительной системы (см. рис. 2.16).

Участок 11. Центральная область спины, идущая вдоль позвоночника, соответствует нервной системе и ее функциям, связанным с внутренними органами.

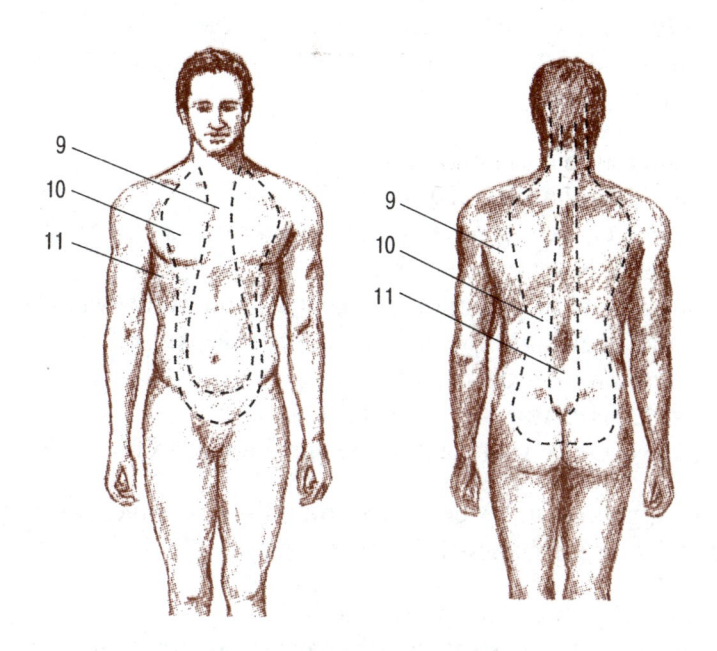

Рис. 2.16. Соответствие передней и задней частей туловища. Вертикальные корреляции

ЧАСТЬ ОТРАЖАЕТ СОСТОЯНИЕ ЦЕЛОГО

Как весь человеческий организм в целом является своего рода миниатюрной вселенной, часть тела представляет собой миниатюрную версию всего тела, отражая состояние целого организма. То есть по состоянию любого органа, даже одной клетки или одного волоса можно судить о состоянии всего организма.

ГЛАЗА

Глаза отражают состояние органов и функций всего организма. Существует целая наука под названием иридология, которая изучает связь между сектором радужной оболочки глаз и состоянием органов. Однако в целях диагностики состояния всего организма более удобно изучать не радужную оболочку, а белок глаз (см. рис. 2.17).

Внешняя сторона белка (сектора 1—6) соответствует передней части туловища:

Сектор 1. Лоб и лицо.
Сектор 2. От лица и шеи до легких.
Сектор 3. От легких и сердца до желудка, поджелудочной железы, печени и селезенки.
Сектор 4. Область от органов центральной части туловища до двенадцатиперстной кишки и верхних отделов тонкой и толстой кишок.
Сектор 5. Нижние отделы кишечника.
Сектор 6. Область мочевого пузыря и половых органов.

Внутренняя часть белка (сектора 1'—6') соответствует затылку, шее и задней части туловища:

Сектор 1'. Область затылка и мозга.
Сектор 2'. Область от продолговатого мозга до плеч и верхней части легких.
Сектор 3'. От средней и нижней частей легких до печени, селезенки и почек.
Сектор 4'. От почек и уретры до задней части верхних кишок.
Сектор 5'. Нижние отделы кишечника, особенно их задняя часть.
Сектор 6'. Область мочевого пузыря и половых органов, особенно их задняя часть.

Кроме того, свое отражение в белках глаз находят крупные системы и их функции (см. рис. 2.17):

Область вдоль линии 1. Внешний край белка соответствует системе пищеварения и ее функциям.

Область вдоль линии 2. Внутренняя область белка — нервной системе и ее функциям.

Область вдоль линии 3. Эта область соответствует кровеносной и выделительной системам и их функциям.

Область вдоль линии 4. Внешний край радужной оболочки обозначает автономную нервную систему, особенно ортосимпатическую и ее функции.

Область вдоль линии 5. Внешний край зрачка тоже обозначает автономную нервную систему, особенно парасимпатическую и ее функции.

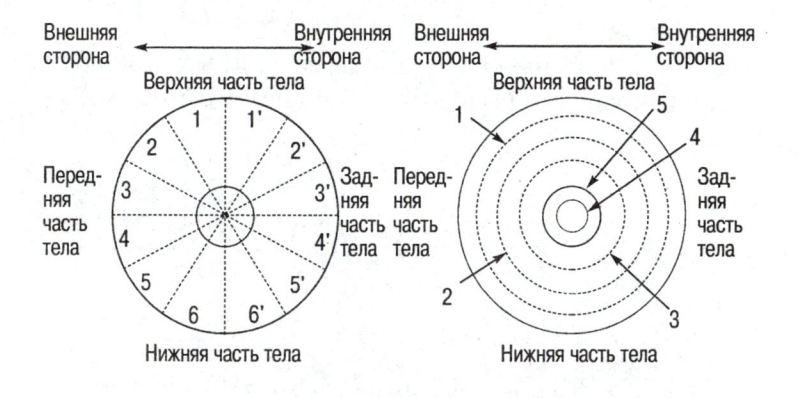

Рис. 2.17. Соответствие секторов глазного яблока определенным органам / системам тела

УШИ

Уши тоже являются показателем состояния человека, и их части соответствуют определенным органам (см. рис. 2.18).

Участок 1. Верхняя область уха соответствует нижней части туловища, включая кишечник, мочевой пузырь, половые органы и их функции.

Участок 2. Эта зона соответствует средней части туловища, включая желудок, печень, селезенку, поджелудочную железу, двенадцатиперстную кишку и их функции.

Участок 3. Данная область соответствует верхней части туловища, включая легкие, сердце, бронхи, плечи и их функции.

Участок 4. Нижняя зона уха соответствует голове, включая продолговатый мозг, шею, лицо, в том числе глаза, нос, уши, рот и мозг, а также железы в области головы.

Слой I. Внутренний слой ушной раковины соответствует пищеварительной и дыхательной системам и их функциям.

Слой II. Средний слой обозначает нервную систему и ее функции.

Слой III. Наружный слой ушной раковины обозначает кровеносную и выделительную системы и их функции.

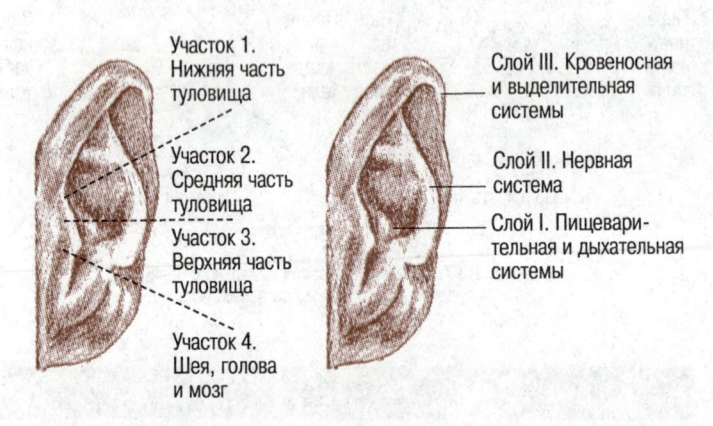

Рис. 2.18. Соответствия между участками уха и тела

ЖИВОТ

В области живота диагностика осуществляется путем пальпации с целью выявления возможных затвердений, напряжений и болей. Каждый его отдел отображает состояние и функции определенных органов тела (см. рис. 2.19).

Участок 1. Верхний отдел живота отражает состояние сердца и тонкой кишки.

Участок 2. Правый отдел живота свидетельствует о состоянии легких и тонкой кишки.

Участок 3. Левый отдел живота отражает состояние печени и желчного пузыря.

Участок 4. Нижний отдел живота свидетельствует о состоянии почек и мочевого пузыря.

Участок 5. Центральный отдел живота отражает состояние селезенки, поджелудочной железы и желудка.

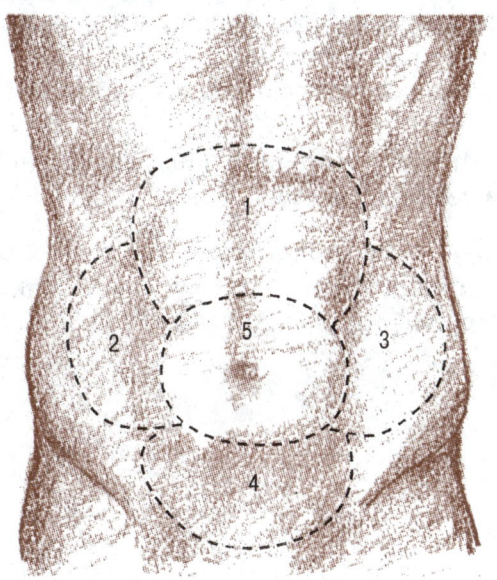

Рис. 2.19. Участки живота

Диагностика с помощью других органов и участков тела

Кроме перечисленных выше примеров, существует множество других способов определения состояния всего организма посредством изучения отдельных его частей, например:

- Брови свидетельствуют о состоянии пищеварительной и нервной систем, и по их внешнему виду можно судить о том, сколько лет проживет человек.
- Складки, идущие от крыльев носа вниз ко рту, отражают состояние пищеварительной и кровеносной систем и тоже служат индикатором долголетия и жизненной энергии.
- Каждая кисть руки и каждая ступня отражают состояние всего организма.
- Ногти на пальцах рук и ног свидетельствуют о состоянии кровеносной и выделительной систем.
- Волосы отражают состояние пищеварительной, кровеносной и нервной систем.
- Зубы соответствуют позвонкам и соединенным с ними органам.
- Язык отражает состояние пищеварительной, кровеносной и нервной систем.

Во второй части книги мы ближе познакомимся с этими взаимоотношениями в связи с диагностикой специфических состояний нашего физического и психического здоровья.

Часть вторая

Визуальная диагностика специфических состояний

3. Рот, губы и зубы

В части проявляется целое;
Целое отражает часть.
Малое означает большое;
Большое соответствует малому.
Иногда они выглядят одинаковыми,
Иногда кажутся противоположностями;
Но все они — единый хор,
Поющий славу
Бесконечной Вселенной.

Принципы диагностики, описанные в первой части, позволяют нам, глядя на различные проявления физического и психического состояния, судить о здоровье внутренних органов и их функциях. Искусство диагностики, описываемое в части второй, читатель может применять как к самому себе, так и к другим людям.

РОТ И ГУБЫ

Рот и губы отражают как общее, так и текущее состояние человека, особенно его органов пищеварения. Рот и губы, являющиеся началом пищеварительной системы, очень четко отражают ее внутреннее состояние.

У человека, отличающегося хорошим физическим и психическим здоровьем, ширина рта не превосходит ширину носа (см. рис. 3.1). Маленький рот преобладал еще несколько поколений назад, но у современных людей существует тенденция к увеличению ширины рта, что указывает на общее вырождение их физической и психической конституции. Ширина рта, значительно превышающая ширину носа, свидетельствует о нарушении деятельности

Нормальный размер   **Увеличенный размер**

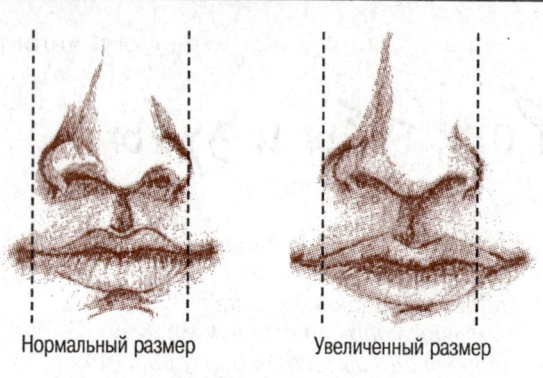

Рис. 3.1. Размер рта

органов и желез, а также о недостаточной физической и психической приспособляемости к окружающей среде.

Увеличение ширины рта, характерное для современных людей, связано с чрезмерным употреблением матерями во время беременности картофеля, помидоров, фруктов, соков, сладостей, жиров, кофе и других стимулирующих напитков. Эти продукты вызывают дефицит минералов в организме. Увеличению размеров рта также способствует повышенное употребление белков по сравнению с углеводами.

Различные участки рта и губ соответствуют определенным органам тела (см. рис. 3.2).

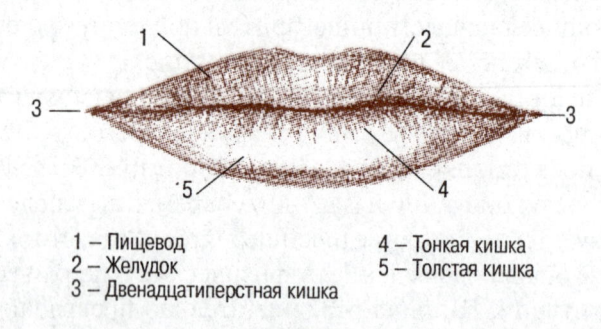

1 — Пищевод
2 — Желудок
3 — Двенадцатиперстная кишка
4 — Тонкая кишка
5 — Толстая кишка

Рис. 3.2. Участки губ

🌑 Верхняя губа свидетельствует о состоянии верхнего отдела желудочно-кишечного тракта. Внутренняя ее часть соответствует желудку, а периферическая — пищеводу.

🌑 Нижняя губа говорит о состоянии нижнего отдела желудочно-кишечного тракта. Внутренняя ее часть соответствует тонкой кишке, а периферическая — толстой кишке.

🌑 Уголки губ указывают на состояние среднего отдела желудочно-кишечного тракта. Правый уголок в большей мере отражает реакции двенадцатиперстной кишки на выделение желчи из печени и желчного пузыря, а левый — последствия секреции поджелудочной железы.

ОБЩИЕ СОСТОЯНИЯ

Размер рта указывает на общее состояние человека (особенно пищеварительной системы) и его физическую конституцию (см. рис. 3.3).

Широкий рот с полными губами

Рот, увеличенный как по горизонтали, так и по вертикали (1), является результатом избыточного употребления матерью в период беременности и ребенком в раннем детстве углеводов, включая рафинированные злаки и муку, картофель, фрукты и сахар, и жиров, в том числе растительных. Такой рот часто наблюдается у людей, выросших в условиях тропического климата, где названные выше продукты употребляются в пищу особенно часто. В подобных случаях кожа и мышцы выглядят более крепкими, но внутренние органы, такие как сердце, селезенка и тонкая кишка, очень ослаблены. Как правило, речь идет о конституции и состоянии типа инь.

Широкий рот с узкими губами

Рот, увеличенный по горизонтали, но нормальный по толщине губ (2), указывает на то, что мать в период бе-

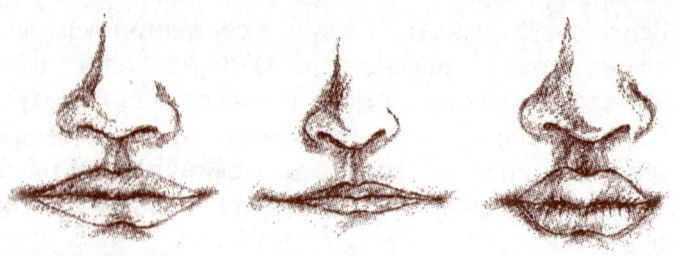

1. Широкий рот с полными губами
2. Широкий рот с узкими губами
3. Рот нормальной ширины с полными губами

Рис. 3.3. Форма рта

ременности и ребенок в раннем детстве питались продуктами преимущественно животного происхождения, такими как мясо, яйца и молочные продукты, и рафинированными продуктами растительного происхождения, такими как рафинированные злаки и мука, сахар, фрукты и различные прохладительные напитки. Такая форма рта стремительно распространяется у современных людей, свидетельствуя о дисбалансе физической и психической конституции: у нас снижаются выносливость и сопротивляемость, мы становимся менее дисциплинированными и упорными.

Рот нормальной ширины с полными губами

Нормальный по ширине рот с полными губами (3) указывает на чрезмерное употребление минералов (ян), а также молочных продуктов, рафинированных злаков и муки, сахара, фруктов, жиров животного и растительного происхождения и, кроме того, различных прохладительных напитков (инь). Такой тип рта свидетельствует о хронической слабости пищеварительной системы. Подобное состояние возникает также у людей, матери которых в период беременности питались сбалансированно, но которые в детстве употребляли больше инь-продуктов. У таких индивидов конституция преимущественно ян-типа, а состояние — преимущественно инь-типа.

СПЕЦИФИЧЕСКИЕ ХАРАКТЕРИСТИКИ

Кроме описанных выше общих тенденций, существует множество других состояний с различными особыми характеристиками, которые могут меняться в зависимости от условий окружающей среды и качества употребляемых продуктов.

Цвет губ

Цвет губ меняется в зависимости от показателей крови и состояния кровообращения.

Цвет	Состояние крови и кровообращения
Розовато-красный	Хорошие показатели крови, нормальное кровообращение. Дыхательная, кровеносная и пищеварительная системы работают эффективно
Ярко-красный	Капилляры аномально расширены, что указывает на нарушения в деятельности дыхательной системы. Давление, как правило, повышенное, кровь циркулирует слишком быстро. Такой цвет губ часто указывает на наличие инфекции или воспаления
Белый	Капилляры слишком сужены, низкий гемоглобин, кровь застаивается в сосудах или движется слишком медленно. Часто такой цвет губ свидетельствует об анемии, лейкемии и других заболеваниях крови
Темный	В крови содержится избыток солей и жирных кислот, что приводит к замедлению ее циркуляции или даже застою, а также к сужению капилляров. Все это может указывать на нарушения в деятельности выделительной системы, а также печени и желчного пузыря
Темно-красный	Часто такой цвет порождается чрезмерным употреблением белков и насыщенных жиров в сочетании с избытком соли. Это свидетельствует о нарушениях в работе сердечно-сосудистой, кровеносной и выделительной систем, а также печени, желчного пузыря, селезенки и поджелудочной железы
Розовато-белый	Этот цвет является следствием избыточного употребления молочных продуктов, жиров, сахара, фруктов и свидетельствует о нарушении деятельности сердечно-сосудистой, дыхательной, лимфатической и гормональной систем. Часто является признаком аллергических, кожных заболеваний, болезни Ходжкина и астмы
Темно-пурпурный	Застой крови и серьезная дисфункция кровяных клеток, вызванные неправильным питанием и ухудшением работы таких важных органов, как кишечник, печень, селезенка, почки и легкие

Аномальные цвета

На некоторых участках губ на сравнительно короткое время могут появляться аномальные цвета, указывая на негативное состояние определенных органов и систем.

Цвет	Состояние органов и систем
Желтизна	Вследствие чрезмерного употребления мяса птицы, яиц, молочных продуктов, особенно сыра, и других продуктов, богатых насыщенными жирами, нарушается работа печени и желчного пузыря
Белые пятнышки	Проявляется избыток молочных продуктов и жиров. Это свидетельствует о временных нарушениях в работе пищеварительной, дыхательной и лимфатической систем
Черные пятнышки	Свидетельствуют об избыточном количестве углеводов, включая рафинированный сахар, мед и фруктозу Симптом нарушения деятельности мочеполовой системы и накопления в желудочно-кишечном тракте затверделых жиров
Темно-красные пятнышки	Нарушение кровообращения (застой крови) в той части желудочно-кишечного тракта, который соответствует участку губ, где появляются пятнышки

Закрытый и приоткрытый рот

Закрытый рот, когда человек не разговаривает и не смеется (1), свидетельствует о здоровье нервной системы, а также о нормальном состоянии пищеварительной и дыхательной систем (см. рис. 3.4). Однако слишком сильно сжатый рот (2) указывает на нарушения в работе печени, желчного пузыря и почек вследствие чрезмерного упо-

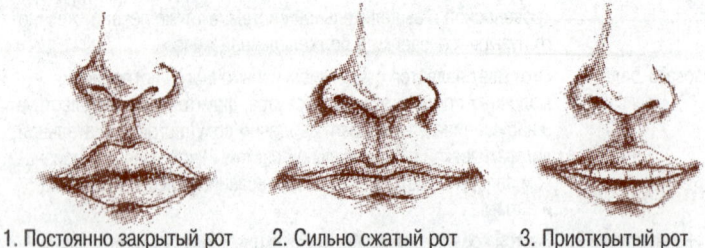

1. Постоянно закрытый рот   2. Сильно сжатый рот   3. Приоткрытый рот

Рис. 3.4. Закрытый и приоткрытый рот

требления соли, мяса, яиц и других продуктов животного происхождения. Постоянно приоткрытый рот (3) свидетельствует о нарушениях в деятельности пищеварительной, дыхательной, выделительной и нервной систем из-за чрезмерного употребления сырых овощей, фруктов, фруктовых соков, сладостей, лекарств или переедания.

Пухлые губы

Пухлые губы — симптом расстройства пищеварения (см. рис. 3.5). Чрезмерно крупная верхняя губа указывает на проблемы с желудком (в частности, несварение), вызванные чрезмерным употреблением низкокачественных продуктов. Очень пухлая нижняя губа свидетельствует о проблемах с кишечником, включая несварение, метеоризм, запор и диарею. Хотя бы одно из этих нарушений наблюдается более чем у 70 процентов современных людей, причем нижняя губа у них значительно толще верхней. Если пухлая нижняя губа к тому же еще постоянно влажная, то наблюдается диарея.

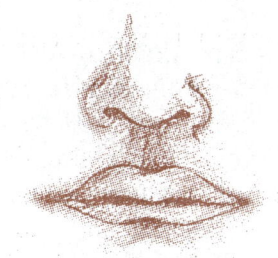

Пухлая верхняя губа: желудочные расстройства

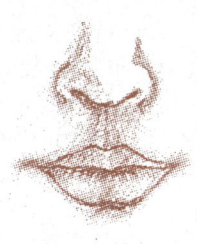

Пухлая нижняя губа: кишечные расстройства

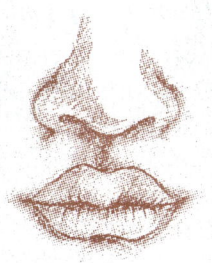

Пухлые губы: желудочно-кишечные расстройства

Рис. 3.5. Пухлые губы

Заеды в уголках рта

Наличие корочек в уголках рта (заедов) указывает на проблемы с пищеварением, вызванные чрезмерным употреблением белков животного происхождения и жирной пищи (см. рис. 3.6). Чаще всего нарушения возникают в области двенадцатиперстной кишки. Если заеды имеют желтоватый цвет, значит, печень и желчный пузырь выделяют слишком много желчи, что объясняется чрезмерным употреблением насыщенных жиров, которыми богаты такие продукты, как мясо, яйца, сыр и жирная рыба.

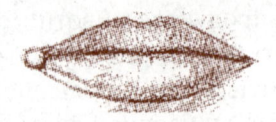

Рис. 3.6. Заеды в уголках рта

Вертикальные морщины на губах

Вертикальные морщины на губах свидетельствуют о недостатке гормонов, особенно половых, что негативно сказывается на сексуальной функции (см. рис. 3.7). Однако их причиной может быть и обезвоживание, вызванное недостатком жидкости, а также чрезмерным употреблением сухой пищи и соли.

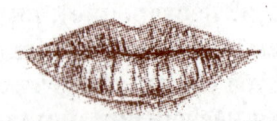

Рис. 3.7. Губы с вертикальными морщинами

Четко очерченный контур губ

Четко очерченный контур губ является результатом правильного питания и признаком здоровья пищеварительной системы. Нечеткость, размытость контуров обусловлена перееданием и свидетельствует о нарушении деятельности пищеварительной и выделительной систем (см. рис. 3.8).

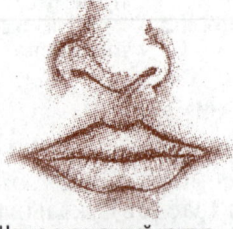

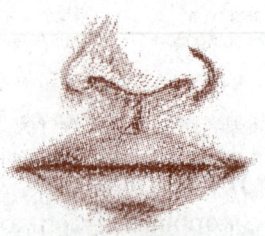

Четко очерченный контур   Нечеткий контур

Рис. 3.8. Контур губ

Четко очерченный центральный участок губ

Центральная часть губ очерчена четко, если в утробе матери ребенок получал сбалансированное питание, богатое минералами (см. рис. 3.9). Это является признаком здоровья сердца и тонкой кишки, а также нормальной сексуальной функции. Данная особенность свидетельствует об упорстве и уверенности в себе. Если же центральная часть рта сформирована недостаточно четко, значит, имеются врожденные проблемы с сердцем и тонкой кишкой, а также нарушение сексуальной функции, деятельности желудка и поджелудочной железы, включая несварение. В такой ситуации существует повышенный риск развития диабета, если долгое время употреблять повышенное количество сладостей, фруктов и жирной пищи.

Четко очерченный центральный участок губ

Нечетко очерченный центральный участок губ

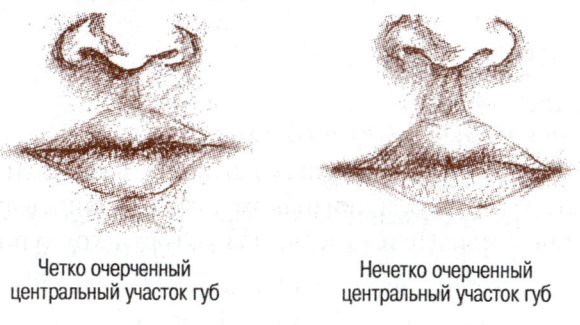

Рис. 3.9. Центральный участок губ

«Рот дьявола»

Если уголки рта, когда он широко открыт, выглядят как углы квадрата, то это «рот дьявола» (см. рис. 3.10). Это является признаком чрезмерного употребления продуктов животного происхождения (особенно не очень тщательно приготовленного мяса) и сырых фруктов (матерью в период беременности и ребенком в раннем детстве). Люди с таким ртом склонны к эгоцентричному поведению.

Нормальный рот   «Рот дьявола»

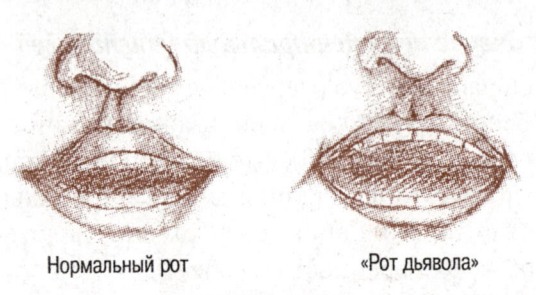

Рис. 3.10. «Рот дьявола»

ЗУБЫ

По состоянию зубов можно судить о качестве пищи, которую человек употреблял в раннем детстве. В зависимости от количества и качества пищи форма, характер и даже количество зубов могут варьироваться (см. рис. 3.11).

ОБЩИЕ СОСТОЯНИЯ
Количество зубов

У взрослого человека зубов обычно тридцать два: восемь резцов, четыре клыка, восемь малых коренных зубов (премоляров) и двенадцать больших (моляров). Однако полный набор моляров вырастает только в условиях сбалансированной диеты. Если в рационе недостает злаков, то третьи моляры («зубы мудрости») часто отсутствуют или наблюдается их аномальный рост.

Расположение зубов

Зубы, направленные наружу (1), свидетельствуют о преобладании в рационе ребенка в период их формирования продуктов типа инь, таких как овощи, фрукты и соки. Зубы, направленные внутрь (2), говорят о преобладании в его рационе продуктов типа ян, включая пищу животного происхождения, сухие мучные изделия, а также слишком соленые продукты, подвергнутые сильной термической обработке. Ровные зубы (3) и правильный прикус — признак сбалансированной диеты.

1. Направленные наружу   2. Направленные внутрь

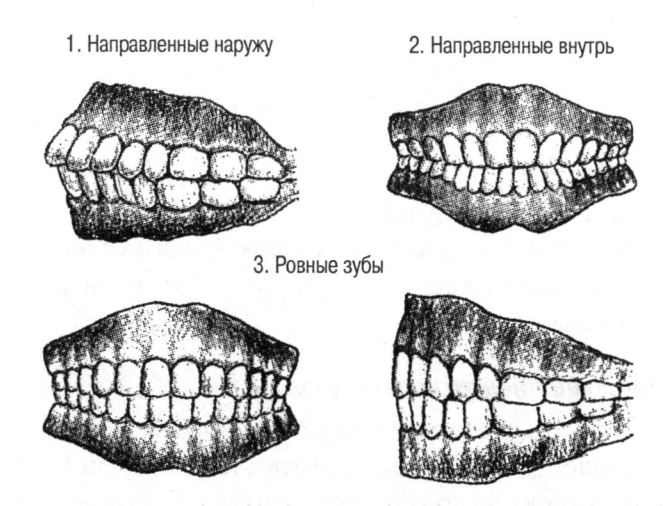

3. Ровные зубы

Рис. 3.11. Расположение зубов

Разное направление

Если зубы направлены в разные стороны (одни наружу, другие внутрь), значит, в период их формирования ребенок питался несбалансированно. Такие люди имеют дисгармоничную физическую и психическую конституцию и склонны к частым перепадам настроения.

Промежутки между зубами

Появление промежутков между зубами (см. рис. 3.12) вызвано расширением челюстей вследствие злоупотребления инь-продуктами. Таким людям свойственны рассеянность и неумение сосредоточиться. Промежуток между двумя передними зубами традиционно называется «знаком разлуки», признаком ухода из родительского дома в раннем возрасте. Говорят также, что такому человеку не суждено увидеть родителей в минуту их смерти.

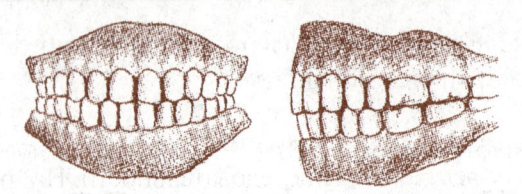

Рис. 3.12. Промежутки между зубами

Размер зубов

Крупные зубы — результат преобладания инь-диеты, богатой белками и жирами, в то время как более мелкие зубы свидетельствуют о рационе питания, богатом углеводами и минералами.

Аномальная поверхность зубов

Появление вертикальных борозд на поверхности зубов обусловлено чрезмерным употреблением соли и углеводов, а также недостатком в рационе белков и жиров (см. рис. 3.13.1). Зубы с маленькими, напоминающими дырочки точками (2) также являются результатом недостатка в питании высококачественных белков, жиров, свежих овощей, избытка минералов. Появление неровного края передних зубов (3) зачастую обусловлено теми же причинами.

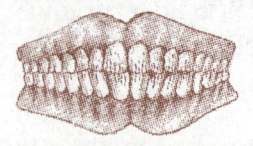

1. Зубы с вертикальными бороздами
2. Зубы с маленькими, напоминающими дырочки точками
3. Передние зубы с неровными краями

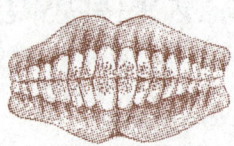

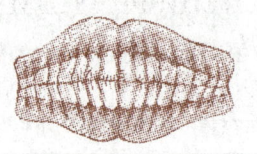

Рис. 3.13. Аномальная поверхность зубов

Заболевания зубов

Заболевания зубов вызваны несбалансированным питанием. Главной причиной зачастую является чрезмерное употребление простых углеводов и мучных изделий, поскольку, попадая в кровь, эти продукты сжигают минералы (в том числе кальций) и некоторые витамины. Гниение зубов обычно происходит симметрично, поражая зубы поочередно в определенной последовательности. Например, если гниет один из верхних зубов справа, то наверняка портится и симметрично расположенный зуб слева или в правой половине нижней челюсти. Тридцать два зуба соответствуют тридцати двум позвонкам и, следовательно, всем крупным органам и железам. Поэтому гниение зубов свидетельствует о нарушении деятельности соответствующих органов и желез. Некоторые важнейшие соответствия между зубами и органами приведены в таблице.

Зубы	Органы тела
Резцы	Дыхательная и кровеносная системы и их функции
Клыки	Печень, желчный пузырь, селезенка, поджелудочная железа, желудок и их функции
Премоляры	Верхняя часть кишечника, выделительная система и их функции
Моляры	Нижние отделы желудочно-кишечного тракта, половые органы и их функции

СПЕЦИФИЧЕСКИЕ ХАРАКТЕРИСТИКИ

Цвет зубов

Здоровые зубы обычно имеют цвет светлой слоновой кости. Однако иногда наблюдаются другие цвета, указывающие на аномальные состояния, вызванные продолжительным курением и употреблением некоторых продуктов.

Светло-желтый цвет

Может быть результатом плохой гигиены ротовой полости, особенно если человек постоянно забывает чистить зубы.

Насыщенно-желтый или коричневый цвет

Вызван накоплением зубных отложений вследствие табакокурения.

Серый цвет

Серый цвет зубов обусловлен недостатком в рационе свежих листовых овощей и может свидетельствовать о нарушениях в работе печени, желчного пузыря, селезенки и поджелудочной железы.

Багровый цвет

Вызван исключительно высоким содержанием в рационе инь-продуктов (некоторых фруктов и соков) и указывает на возможное ухудшение функций дыхательной системы.

Ломкие зубы

Это указывает на злоупотребление сухими мучными изделиями, солью, сахаром и молоком.

Мелкие зубы

Замедленный рост зубов в детстве обусловлен не только несбалансированным питанием, но и избыточным употреблением в пищу молока. Коровье, козье и даже материнское молоко ослабляет зубы, если ребенок употребляет его довольно продолжительное время. Когда у младенца начинают расти зубы, грудное кормление следует сократить и разнообразить его рацион питания.

Неровные зубы

Появление неровных зубов, часто оказывающих давление на соседние, обусловлено неправильным питанием, в частности избыточным употреблением мяса, яиц, молочных продуктов, сахара, фруктов, прохладительных напитков и недостатком в рационе овощей.

ДЕСНЫ И РОТОВАЯ ПОЛОСТЬ

ОБЩИЕ ХАРАКТЕРИСТИКИ

Отекшие десны

Отекание десен, часто сопровождающееся болью и воспалением, вызвано чрезмерным употреблением жидкости, растительного масла, сахара и фруктов.

Опускающиеся десны

Это обусловлено чрезмерным употреблением либо ян-продуктов (включая пищу животного происхождения, соль и сухофрукты), либо инь-продуктов (включая сахар, мед, шоколад, прохладительные напитки, фрукты и соки).

Ярко-красные или пурпурные десны

Когда десны ярко-красные или пурпурные, но не отекшие, это вызвано сочетанием ян-продуктов (пища животного происхождения, соль) и инь-продуктов (сахар, фрукты, соки, прохладительные напитки), а также употреблением лекарств. Если при этом десны еще и отекшие, причина тому — злоупотребление инь-продуктами.

Бледные десны

Такое обесцвечивание десен указывает на нарушение кровообращения, а также на недостаток гемоглобина в крови, вызванный несбалансированным питанием.

Прыщи

Данное явление связано с выведением из организма избыточного количества белков, углеводов, жиров животного и растительного происхождения.

Кровоточивость десен

Кровоточивость десен связана в основном с разрывом капилляров, которые ослаблены недостатком в организме минералов. В редких случаях (например, при цинге) она может быть вызвана чрезмерным употреблением продуктов животного происхождения, сухих мучных изделий, минералов, а также недостатком свежих овощей и фруктов.

Воспаление
Воспаление, возникающее глубоко в горле — как с опуханием миндалин, так и без него, — вызвано чрезмерным употреблением инь-продуктов, включая фрукты, соки, сахар, газированные напитки и молоко. Если воспаление сопровождается белым налетом в глубине горла, как в случае дифтерита, к указанным причинам добавляется злоупотребление жирами животного происхождения, содержащимися в мясе, яйцах и молочных продуктах.

ЯЗЫК

Язык также позволяет судить о физической и психической конституции человека и его текущем состоянии (см. рис. 3.14).

ОБЩИЕ ХАРАКТЕРИСТИКИ
Форма языка
Форма языка индивидуальна и зависит от рациона питания.

Широкий закругленный язык
Эта форма говорит о том, что мать в период беременности отдавала предпочтение пище растительного происхождения. С физической и психической стороны такой человек отличается мягкостью и гармоничностью.

Узкий заостренный язык
Такая форма языка обусловлена чрезмерным употреблением продуктов животного происхождения матерью

во время беременности. Человек с таким языком, как правило, физически крепок, напряжен и агрессивен, а его мышление отличается ограниченностью.

Язык с бороздкой посредине

Данное явление вызвано частым употреблением матерью сырой пищи животного и растительного происхождения в период беременности. Люди с таким языком, как правило, нерешительны и неуверенны.

Плоский язык

Такая форма обусловлена преобладанием каш и овощей в рационе матери в период беременности и ребенка в раннем детстве. Она указывает на тенденцию к гармоническим отношениям с окружающей средой.

Толстый язык

Толстый язык свидетельствует о преобладании продуктов животного происхождения, белков и жиров в рационе матери в период беременности и ребенка в раннем детстве. Такая форма указывает на активный и агрессивный характер.

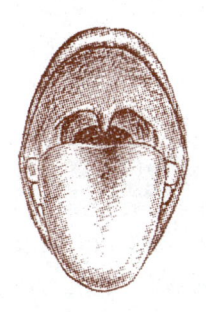

1. Широкий закругленный язык
2. Узкий заостренный язык
3. Язык с бороздкой посредине

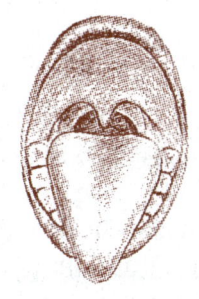

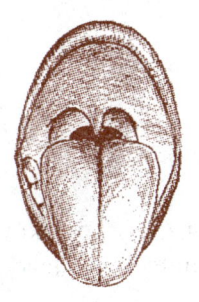

Рис. 3.14. Форма языка

Пищеварительная система

Язык отражает состояние всей пищеварительной системы, и каждый его участок связан с определенным участком желудочно-кишечного тракта (см. рис. 3.15).

Участок 1. Кончик языка соответствует прямой кишке и нисходящей ободочной кишке.

Участок 2. Периферическая область языка — толстой кишке.

Участок 3. Средняя часть языка — тонкой кишке.

Участок 4. Эта область соответствует двенадцатиперстной кишке, печени, желчному пузырю и поджелудочной железе.

Участок 5. Этот участок соответствует желудку.

Участок 6. «Основание» языка — пищеводу.

Участок 7. Нижняя поверхность языка отражает состояние циркуляции крови и лимфы в каждой части пищеварительной системы, соответствующей той или иной зоне верхней поверхности языка.

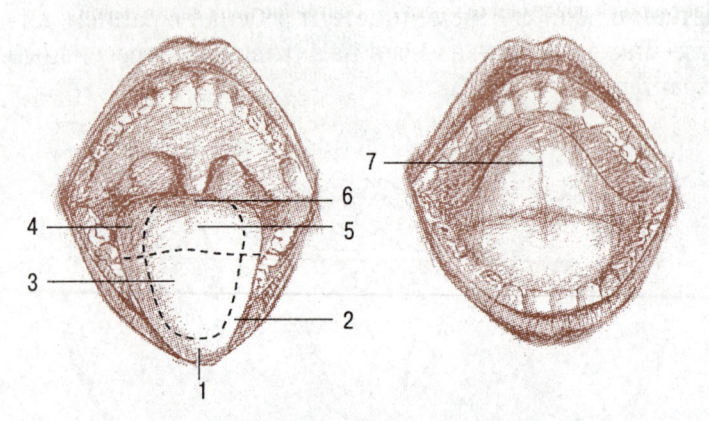

Верхняя и нижняя поверхности языка

Рис. 3.15. Участки языка

СПЕЦИФИЧЕСКИЕ ХАРАКТЕРИСТИКИ

Согласно указанным выше соответствиям, изменение цвета языка в любой зоне указывает на аномальное состояние определенной части желудочно-кишечного тракта.

Цвет верхней поверхности языка	Состояние пищеварительной системы
Темно-красный	Воспаление, язва или рак
Белый	Застой крови, накопление жиров и слизи, анемия, недостаток гемоглобина.
Желтый цвет и налет	Воспаление и избыточная секреция желчи, накопление жиров в результате избыточного употребления мяса птицы, яиц и молочных продуктов
Белый налет	Избыток молочной пищи, жиров растительного и животного происхождения. Снижение активности пищеварительной системы
Синеватый, пурпурный	Перенасыщенность рациона инь-продуктами, включая фрукты, соки, прохладительные напитки и сахар, а также употребление пищевых добавок, лекарств и наркотиков

Цвет нижней поверхности языка	Состояние пищеварительной системы
Ярко-красный	Воспаление, избыток жидкости или гемоглобина в крови вследствие чрезмерного употребления жидкости, фруктов и продуктов животного происхождения
Сине-зеленый	Ухудшение состояния кровеносных сосудов вследствие чрезмерного употребления жиров животного происхождения, молочных продуктов, фруктов, соков и сахара
Желтый	Воспаление, накопление жиров и слизи, вызванное усиленным выделением желчи, употреблением мяса птицы, яиц и молочных продуктов
Пурпурный	Ухудшение состояния кровеносных и лимфатических сосудов вследствие избытка в рационе сахара, фруктов, соков, а также употребления пищевых добавок, лекарств и наркотиков

Сыпь

Появление сыпи на языке связано с выведением из организма избытков белков, жиров и углеводов. Часто она бывает вызвана сочетанием в рационе питания рыбы, фруктов, яиц, цитрусовых соков, мяса, растительного масла, мучных и молочных продуктов.

4. Брови и глаза

БРОВИ

Брови отражают состояние всех основных систем организма, поэтому служат хорошим индикатором конституции, сформировавшейся за время внутриутробного развития, а также текущего состояния человека.

Брови показывают историю развития человека в утробе матери. Внутренняя их часть отражает первый период внутриутробного развития, средняя — второй, а концы бровей — третий (см. рис. 4.1). Эти участки отражают также юность, зрелость и старость индивида.

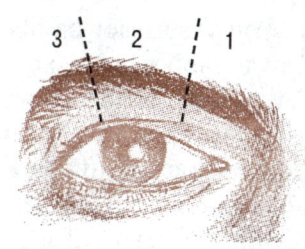

Правая бровь — преимущественно материнское влияние

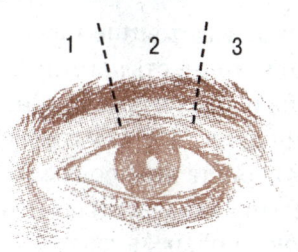

Левая бровь — преимущественно отцовское влияние

1. Первая стадия внутриутробного развития; юность
2. Вторая стадия внутриутробного развития; зрелость
3. Третья стадия внутриутробного развития; старость

Рис. 4.1. Участки бровей

ОБЩИЕ ХАРАКТЕРИСТИКИ

Изучая брови человека, можно диагностировать основные особенности его конституции и текущего состояния.

Расстояние между бровями

Расстояние между бровями зависит от рациона питания матери во время беременности, особенно на третьем и четвертом месяцах (см. рис. 4.2). Узкое расстояние обусловлено преобладанием пищи животного происхождения, особенно мяса, яиц, рыбы и икры, а также овощей, приготовленных с большим количеством соли. Широко расставленные брови обусловлены употреблением матерью молока, сахара, фруктов, прохладительных напитков, сырых листовых овощей и тропических растений.

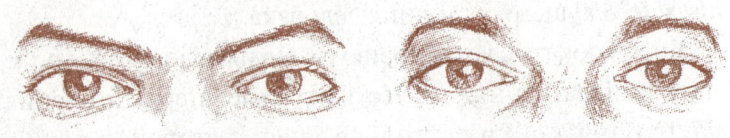

Узкое расстояние   Широкое расстояние

Рис. 4.2. Расстояние между бровями

Узкое расстояние между бровями указывает на предрасположенность печени, поджелудочной железы, почек, сердца и других органов типа ян к разного рода заболеваниям вследствие избыточного употребления человеком в период роста ян-продуктов. Широкое расстояние между бровями указывает на то, что заболеваниям подвергаются в первую очередь легкие, кишечник, мочевой пузырь и желчный пузырь вследствие избыточного употребления в период роста инь-продуктов. Узкое расстояние между бровями указывает на ограниченность мышления, упрямство, решительность и эмоциональную утонченность, в то время как широкое свидетельствует о нерешительности и неуверенности. Особенно большое расстояние между бровями традиционно именуется «знаком вдовы» или «знаком разлуки».

Форма бровей

Форма бровей также указывает на особенности физической и психической конституции и обусловлена рационом питания матери в период беременности (см. рис. 4.3).

Изгиб бровей вверх

Изгиб бровей вверх обусловлен преобладанием в рационе питания продуктов животного происхождения и свидетельствует о более агрессивном характере. Наблюдается предрасположенность к заболеваниям печени и сердца.

Изгиб бровей вниз

Изгиб бровей вниз указывает на недостаток в рационе питания матери продуктов животного происхождения, преобладание продуктов растительного происхождения, а также свидетельствует о более мягком и понимающем характере. Наблюдается предрасположенность к заболеваниям легких и почек.

Как правило, люди с изогнутыми вверх бровями живут дольше тех, у кого они изогнуты вниз.

Брови без выраженного изгиба

Брови, лишенные выраженного изгиба, говорят о том, что рацион питания матери во время беременности был хорошо сбалансирован. Такая форма свидетельствует о физической и психической гармонии.

Брови домиком

Такая форма указывает, что в рационе питания матери на начальной стадии беременности

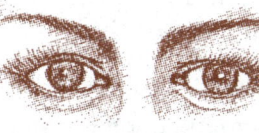

Изгиб вверх

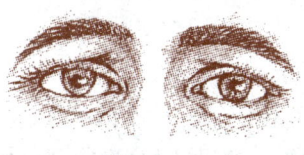

Изгиб вниз

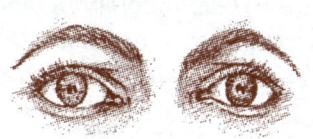

Брови домиком

Рис. 4.3. Форма бровей

преобладала пища животного происхождения, а на последней — растительного. Она свидетельствует об общей тенденции к физической и социальной активности, но вместе с тем о спокойствии и скромности. В юности такие люди, как правило, ведут очень активный образ жизни, но впоследствии больше склоняются к интеллектуальным и духовным занятиям. Почки, печень и селезенка у таких людей весьма восприимчивы к переизбытку в питании продуктов как инь, так и ян.

Состояние волосков бровей

Густота бровей

Густота бровей указывает на уровень жизненной энергии. Чем гуще брови, тем активнее человек (см. рис. 4.4).

Длина волосков

Длинные волоски бровей свидетельствуют о большей духовной активности, а короткие — о большей физической активности.

Ширина бровей

Широкие брови — признак более активной жизненной энергии. Если они постепенно сужаются, то это свидетельствует о физическом и психическом вырождении.

Длина бровей

Длинные брови означают долгую жизнь, короткие брови — более короткую (аналогично линии жизни на ладони). Если со временем они становятся короче, то это указывает на физическую дегенерацию и прогрессирующую дисфункцию органов.

Изменение цвета

Если брови меняют цвет, значит, в физическом и психическом состоянии человека происходят серьезные изменения. Седыми или белыми они становятся в преклонном

| Густые брови | Редкие брови |

| Длинные волоски | Короткие волоски |

| Широкие брови | Узкие брови |

| Длинные брови | Короткие брови |

| Сросшиеся брови | «Разорванные» брови |

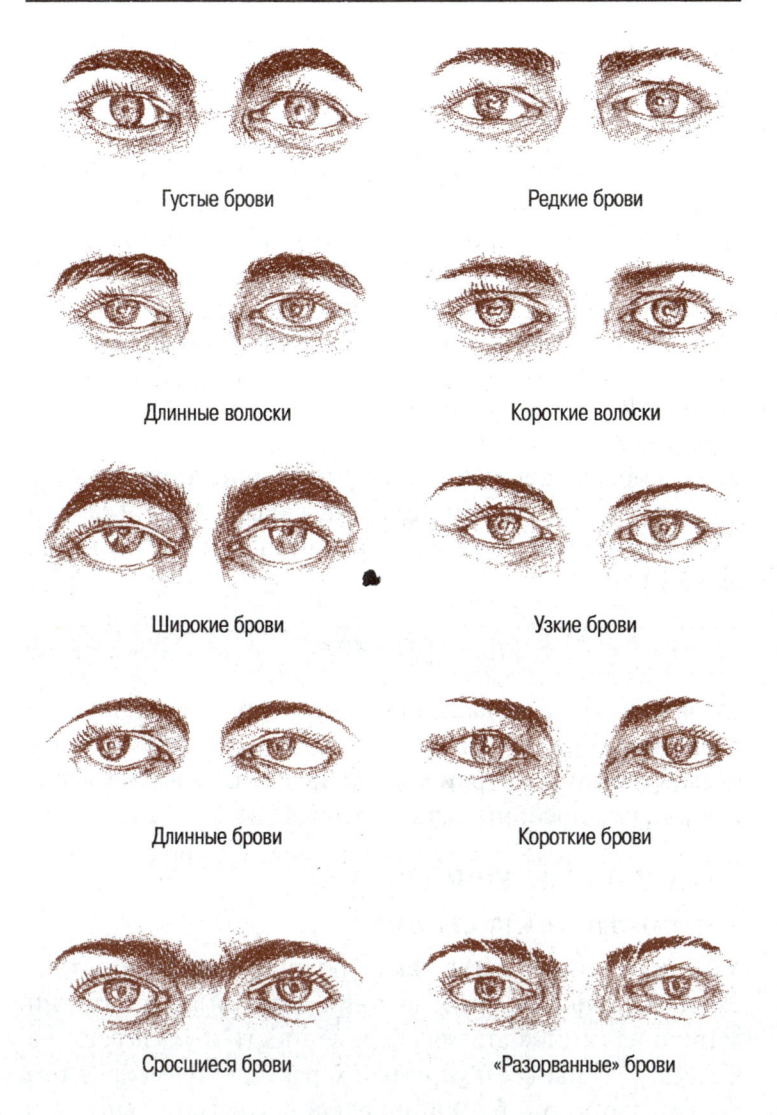

Рис. 4.4. Типы бровей

возрасте либо в случае переизбытка минералов в рационе питания. Если брови светлеют, это свидетельствует о переизбытке в рационе питания минералов и продуктов животного происхождения, а если темнеют, значит, в рационе преобладают продукты растительного происхождения.

Сросшиеся брови
Рост волос между бровями обусловлен тем, что в течение третьего и четвертого месяцев беременности мать употребляла жирные продукты животного происхождения. Если у человека сросшиеся брови, значит, его печень, поджелудочная железа и селезенка не справляются с избытком в рационе питания жирных продуктов и продуктов животного происхождения, в том числе молочных.

«Разорванные» брови
Если в бровях образуются пустые бреши, это указывает на возможность возникновения какого-то серьезного заболевания (сравните с разорванной линией жизни на ладони).

ГЛАЗА

Глаза являются зеркалом физического и психического состояния. Будучи самым экспрессивным инструментом, они отражают все перемены, происходящие в душе человека. Глаза способны сказать о людях всё!

ОБЩИЕ ХАРАКТЕРИСТИКИ
Расстояние между глазами
Узко посаженные глаза, как и брови, являются следствием значительного преобладания энергии ян в питании матери на ранних стадиях беременности и указывают на более агрессивный и упрямый характер, но вместе с тем свидетельствуют об эмоциональной чувствительности и высоком интеллекте (см. рис. 4.5). При избытке продуктов животного происхождения в рационе питания существует опасность возникновения проблем с печенью, поджелудочной железой, селезенкой и почками.

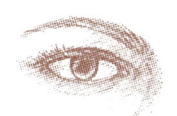

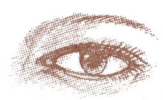

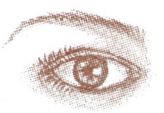

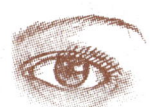

Широко посаженные глаза   **Узко посаженные глаза**

Рис. 4.5. Расстояние между глазами

Широкое расстояние между глазами является следствием значительного преобладания энергии инь в питании и указывает на нерешительность, медлительность и мягкость характера. Вышеназванные органы могут легко подвергаться недомоганиям при злоупотреблении инь-продуктами, включая сахар, прохладительные напитки, тропические фрукты, а также сильно приправленные и стимулирующие продукты.

Форма глаз

Уголки вверх

Если внешние уголки глаз приподняты вверх, значит, во время беременности мать употребляла хорошо проваренные крупы и овощи с достаточным количеством соли. Такая форма глаз свидетельствует об эмоциональном характере и высоком интеллекте (см. рис. 4.6).

Уголки вниз

Если внешние уголки глаз опущены вниз, значит, во время беременности мать употребляла продукты растительного происхождения, не подвергавшиеся сильной термической обработке и не очень соленые, в том числе фрукты и фруктовые соки. Такая форма свидетельствует о мягком и добром характере.

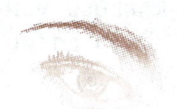

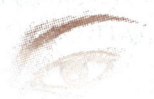

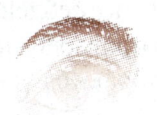

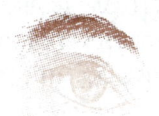

Уголки вверх   **Уголки вниз**

Рис. 4.6. Форма глаз

Размер глаз

Маленькие глаза

Маленькие глаза свидетельствуют о том, что ребенок в изобилии получал продукты типа ян, включая подвергнутые сильной термической обработке овощи и пищу животного происхождения, не только в утробе матери, но и в раннем детстве (см. рис. 4.7). Они указывают на решительность, активность, уверенность, физическую силу, энергичность и выносливость. Аномально маленькие глаза являются признаком повышенной агрессивности.

Большие глаза

Большие глаза обязаны своим происхождением продуктам типа инь, включая сырые овощи, фрукты и фруктовые соки. Они указывают на мягкость, восприимчивость, деликатность. Аномально крупные глаза — признак повышенной чувствительности, раздражительности, нервозности, робости и отсутствия уверенности в себе.

Говоря в целом, мужчинам желательно иметь глаза поменьше и поуже, а женщинам — побольше и покруглее.

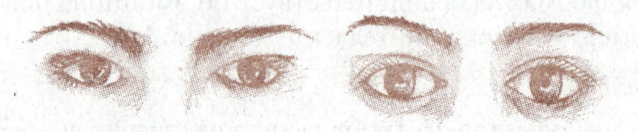

Маленькие глаза   Большие глаза

Рис. 4.7. Размер глаз

Веки

Одиночные, плотные веки

Это следствие употребления матерью во время беременности хорошо проваренных круп и овощей. Люди с такими веками отличаются ясностью ума (см. рис. 4.8).

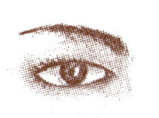

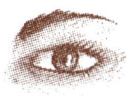

Одиночные, плотные веки

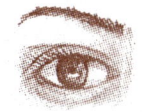

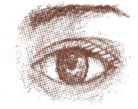

Двойные, неплотные веки

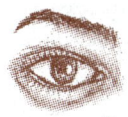

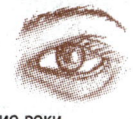

Отекшие веки

Рис. 4.8. Типы век

Двойные, неплотные веки

Такие веки — следствие употребления матерью во время беременности большого количества жиров и жидкости. Часто они свидетельствуют о физической силе. Однако отекшие и покрасневшие или посиневшие веки указывают на текущее чрезмерное употребление фруктов и сладостей, газированных и алкогольных напитков, тропических растений и различных стимуляторов. Это также может быть обусловлено действием лекарств. Отекшие веки свидетельствуют о расстройствах пищеварительной и нервной систем. Могут быть поражены почки, кишечник, селезенка, печень и половые органы, нарушены гормональные функции.

«Глаза Феникса»

Область нижнего века, помеченная на рисунке 4.9 как зона X, может варьироваться в зависимости от врожденной конституции человека. Если эта область плоская и чистая, такие глаза традиционно называют «глазами Феникса», и они считаются признаком лидера. Однако если зона X отсутствует или если она отекшая, то это свидетельствует о недостаточной рассудительности.

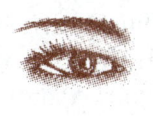

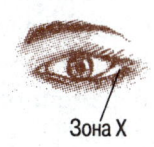

Зона X

Рис. 4.9. «Глаза Феникса»

Моргание

Дети с преобладающей ян-конституцией, более сильные и активные, моргают реже, но с возрастом частота моргания увеличивается. В среднем здоровый взрослый человек моргает каждые двадцать секунд, или три раза в минуту. Человек, моргающий реже, находится в более активном состоянии, в то время как тот, который моргает чаще трех раз в минуту, испытывает проблемы со здоровьем из-за чрезмерного употребления жидкости, фруктов, сахара и других продуктов категории инь. Если человек моргает аномально часто, он явно страдает нервными расстройствами и отличается крайней впечатлительностью, повышенной тревожностью, боязливостью и раздражительностью.

Ресницы

Длинные ресницы

Это свидетельство употребления большого количества жидкости, сырых овощей, фруктов и других инь-продуктов (см. рис. 4.10).

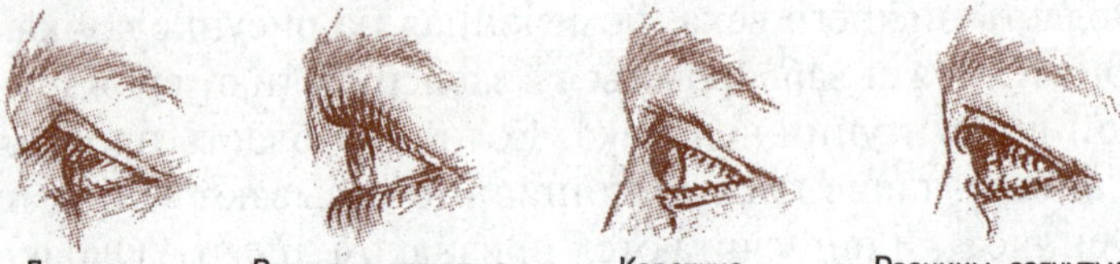

| Длинные ресницы | Ресницы, загнутые наружу | Короткие ресницы | Ресницы, загнутые внутрь |

Рис. 4.10. Типы ресниц

Ресницы, загнутые наружу

Это указывает на чрезмерную чувствительность и нарушение репродуктивной функции из-за употребления матерью в период беременности большого количества инь-продуктов, включая фрукты, соки, вино, сладости, прохладительные, ароматизированные и стимулирующие напитки, а также приема лекарств.

Короткие ресницы

Короткие ресницы являются следствием преобладания в рационе питания продуктов типа ян, включая соленую, жареную, печеную пищу животного происхождения, и недостатка пищи растительного происхождения.

Ресницы, загнутые внутрь

Это указывает на чрезмерное употребление в раннем детстве ян-продуктов, таких как соль, мясо, яйца, рыба и икра, и на недостаток в рационе питания каш и овощей. В этом случае могут возникать нарушения репродуктивной функции, особенно у женщин.

СПЕЦИФИЧЕСКИЕ ХАРАКТЕРИСТИКИ
Изменение цвета век

Цвет век может меняться — даже ежедневно — в зависимости от текущего физического и психического состояния человека.

Естественный, здоровый цвет

Это свидетельствует о нормальном физическом и психическом состоянии благодаря правильному питанию и образу жизни. Организм функционирует гармонично.

Темные круги

Темные круги возникают, когда в организме наблюдается сильный перекос в сторону ян, включающий ухудшение деятельности почек, надпочечников и половых желез. Это может быть следствием чрезмерного употребления соли, жареных, печеных и сушеных продуктов. Они также зачастую появляются после слишком интенсивных половых сношений, особенно у людей с заболеваниями почек. Темные круги вокруг глаз указывают также на нарушение деятельности выделительной и репродуктивной систем.

Покраснение

Покраснение век является следствием расширения капилляров из-за чрезмерного употребления инь-продуктов, включая жидкости, фрукты, сладости и т. д., и вызванной этим перегрузки сердечно-сосудистой системы. Оно может возникать время от времени, указывая на крайнюю степень вышеназванного состояния, сопровождаемого нервозностью. У некоторых женщин с нерегулярными месячными краснота вокруг глаз может появляться в начале менструации. Если такое состояние становится хроническим, то это свидетельствует об ухудшении психического здоровья.

Синева

Синева вокруг глаз свидетельствует об усугублении состояния, описанного под заголовком «Покраснение». Это обусловлено преимущественно употреблением лекарств, пищевых добавок, простых углеводов и других продуктов типа инь. Могут возникать нарушения в деятельности нервной, кровеносной и выделительной систем. У людей с синевой вокруг глаз часто возникают галлюцинации и ощущение холода в конечностях.

Желтизна

Этот цвет появляется вследствие перегрузки печени и желчного пузыря, вызванной чрезмерным употреблением сыра и других молочных продуктов, а также некоторых овощей типа моркови, тыквы и патиссонов. Также могут иметь место временные нарушения деятельности выделительной системы.

Сероватый цвет

Сероватый цвет возникает вследствие нарушения деятельности почек и легких. Причиной может быть чрезмерное употребление жирной пищи животного происхождения, соли и других ян-продуктов. Серый цвет указывает также на нарушения в работе эндокринной, лимфатической и дыхательной систем, а также в деятельности половых органов. Причиной данного состояния может быть также дисбаланс минералов в крови, вызванный не только неправильным питанием, но и неблагоприятным состоянием окружающей среды.

Прыщи вокруг глаз

Прыщи представляют собой попытки организма избавиться от некоторых питательных веществ, которые человек употребляет в избытке.

Прыщи под бровью

С их помощью организм избавляется от слизи и жиров, накопленных вследствие чрезмерного употребления растительного масла, сахара и молочных продуктов. Избыток в рационе питания мяса птицы, яиц и сыра может являться причиной появления прыщей желтого цвета.

Прыщи на веках

С их помощью организм избавляется от белков, жиров и углеводов, накопленных вследствие избыточного употребления продуктов животного происхождения и фруктов. Преобладание в питании жирной рыбы, фруктов и соков может вызывать появление красноватых прыщей в углу века.

Прыщи под нижним веком

С их помощью организм избавляется от белков и углеводов, накопленных вследствие избыточного употребления жирного мяса, сахара и фруктовых соков. Беловато-желтые прыщи указывают на чрезмерное употребление яиц, молочных продуктов и других жиров животного происхождения.

Хотя организм пытается избавляться от некоторых веществ посредством прыщей в области глаз, это злоупотребление ненужными продуктами негативно отражается также на состоянии выделительной и лимфатической систем. Если прыщи зудят и воспаляются, значит, процесс избавления от лишних веществ происходит особенно активно.

Мешки под глазами

Мешки под глазами бывают двух типов, хотя внешне они очень схожи между собой: 1) вызванные накоплением жидкости; 2) вызванные накоплением слизи (см. рис. 4.11).

Мешки обоих типов свидетельствуют о заболеваниях выделительной системы. Мешки первого типа особо указывают на отек почечных тканей, сопровождаемый учащенным мочеиспусканием и вызванный чрезмерным употреблением жидкости, в том числе всевозможных напитков и соков, а также фруктов.

Мешки второго типа не всегда сопровождаются частым мочеиспусканием, но указывают на накопление в почечных тканях слизи и жиров. Если на мешках под глазами появляются прыщи или угри, это свидетельствует о формировании почечных камней. Если мешки имеют хронический характер, это говорит о накоплении слизи и жиров в мочеточнике, мочевом пузыре, яичниках, маточных трубах и матке или предстательной железе, порождая бактериоз, воспаление, зуд, вагинальные выделения, кисты, а со временем — рост злокачественных опухолей.

Мешки обоих типов указывают на снижение уровня физической и психической энергии вследствие вышеназванных проблем. Наблюдаются перегрузка систем

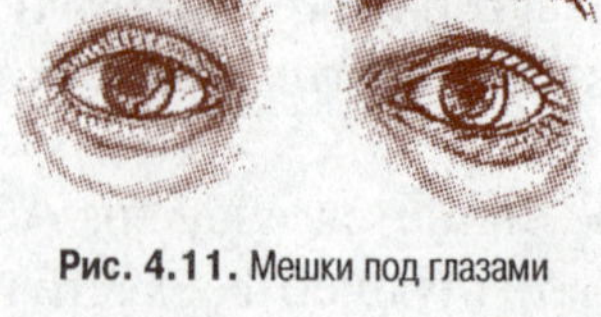

Рис. 4.11. Мешки под глазами

организма, усталость, вялость, лень, забывчивость, нерешительность, снижение умственных способностей.

От «водяных» мешков избавиться нетрудно, сократив употребление жидкости. А вот устранение «слизистых» мешков требует гораздо больших затрат времени и усилий. Для этого необходимо ограничить употребление пищи, способствующей накоплению в организме слизи и жиров, особенно молочных продуктов, жирного мяса, мяса птицы, сахара, растительного масла и изделий из рафинированной муки.

Внутренняя поверхность нижнего века

Эта область века отражает преимущественно состояние кровеносной системы (см. рис. 4.12).

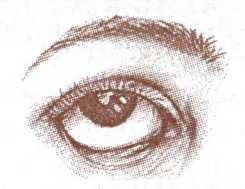

Рис. 4.12. Внутренняя поверхность нижнего века

Светло-розовый цвет

Гладкая светло-розовая поверхность свидетельствует о нормальном состоянии кровеносной системы.

Красный цвет

Красный цвет, сопровождаемый расширением капилляров, указывает на повышенное кровяное давление или нарушение деятельности выделительной системы, связанные с чрезмерным употреблением инь-продуктов, особенно жидкости, алкоголя, фруктов и сахара. Наблюдаются также воспаление сосудов и нервозность.

Бледный цвет

Бледность внутренней поверхности века указывает на анемическое состояние, вызванное избыточным употреблением инь-продуктов либо таких ян-продуктов, как соль и мучные изделия. Зачастую этот цвет является свидетельством лейкемии.

Красновато-желтый цвет

Красновато-желтый цвет обусловлен преобладанием в рационе питания продуктов животного происхождения ян-типа, включая мясо птицы, яйца и молочные продукты, а также избытком продуктов инь-типа, таких как сахар, фрукты и другие. Этот цвет указывает на проблемы с сердечно-сосудистой системой, а также на нарушение деятельности печени, селезенки и поджелудочной железы.

ГЛАЗНОЕ ЯБЛОКО, РАДУЖНАЯ ОБОЛОЧКА И БЕЛОК ГЛАЗА

Глаза очень хорошо отражают физическое и психическое состояние всего организма.

ОБЩИЕ ХАРАКТЕРИСТИКИ
Размер глазных яблок

Размер глазных яблок зависит от типа употребляемых продуктов и от возраста. В младенчестве глазные яблоки сравнительно невелики, но стремительно увеличиваются по мере роста ребенка (см. рис. 4.13). В целом их размер в период между половым созреванием и менопаузой остает-

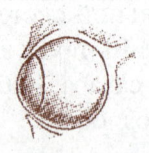

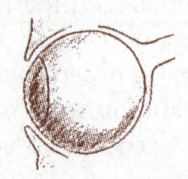

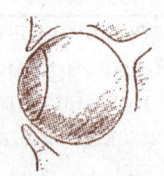

| Маленькие глазные яблоки младенцев | Нормальные глазные яблоки взрослых | Уменьшенные глазные яблоки пожилых людей |

Рис. 4.13. Размер глазного яблока

ся относительно постоянным, подвергаясь лишь небольшим колебаниям в зависимости от изменений в питании. В пожилом возрасте глазные яблоки уменьшаются, что обычно сопровождается ухудшением зрения.

Аномальное увеличение глазного яблока

Вызванное избытком инь-продуктов, аномальное увеличение глазного яблока вызывает близорукость (см. рис. 4.14).

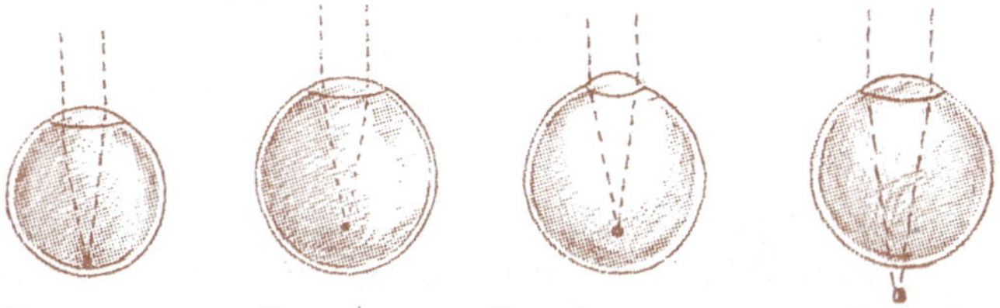

Нормальное глазное яблоко	Увеличенное глазное яблоко, вызывающее близорукость	Сжатый хрусталик, вызывающий близорукость	Сжатое глазное яблоко, вызывающее дальнозоркость

Рис. 4.14. Расширение и сжатие глазного яблока и хрусталика

Аномальное сжатие хрусталика

Это нарушение, вызванное обезвоживанием организма, чрезмерным употреблением соли и продуктов животного происхождения, приводит к близорукости.

Аномальное сжатие глазного яблока

Это нарушение, вызванное обезвоживанием, старением и чрезмерным употреблением продуктов типа ян, включая соль, сушеные продукты и продукты животного происхождения, приводит к дальнозоркости.

Сампаку

Аномальное увеличение или уменьшение глазных яблок приводит к сампаку (япон. «три белка») — нарушению, связанному с тем, что радужная оболочка размещается в глазнице слишком высоко или слишком низко (см. рис. 4.15).

7 Зак. 1873

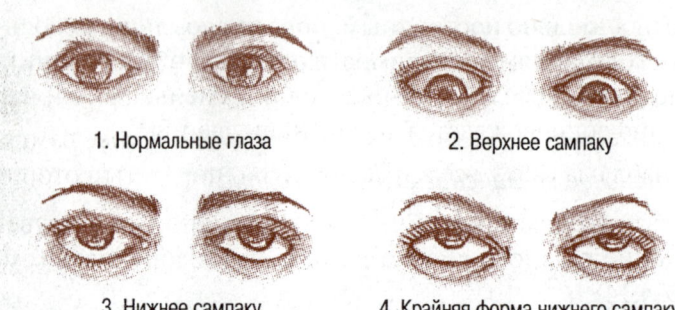

1. Нормальные глаза
2. Верхнее сампаку
3. Нижнее сампаку
4. Крайняя форма нижнего сампаку

Рис. 4.15. Типы сампаку

Верхнее сампаку

Верхнее сампаку (2) образуется, если глазные яблоки слишком малы. Для детей это является нормой, но если такое состояние сохраняется и в последующие годы или возникает в пожилом возрасте, то оно является признаком аномального психического развития и поведения, включая агрессивность и склонность к насилию.

Если метаболизм у человека нормальный, то ни в юности, ни в зрелом возрасте сампаку у него быть не должно (1).

Нижнее сампаку

Аномальное расширение глазных яблок часто приводит к возникновению нижнего сампаку (3), что свидетельствует о постепенном ослаблении физического и психического здоровья. Нижнее сампаку все чаще встречается у современных людей вследствие злоупотребления инь-продуктами, хотя есть примеры того, что данное состояние вызывается избытком ян-продуктов, включая соль.

Это нарушение указывает также на изменения, происходящие в нервных клетках мозга, что зачастую приводит к аномалиям психики и поведения, часто приводящим к фатальным последствиям. Оно часто наблюдается у убийц, а также у их жертв. Крайняя форма нижнего сампаку (4) говорит о близости смерти. Такое состояние глаз наблюдается у людей, которым в ближайшем будущем предстоит скоропостижно умереть.

Интересно отметить, что верхнее или нижнее сампаку наблюдается у всех преступников, портреты которых вывешиваются под рубрикой «Разыскивается», и что почти все люди, погибшие от руки убийц, имели нижнее сампаку (Юлий Цезарь, Авраам Линкольн, Махатма Ганди, Джон Кеннеди, Роберт Кеннеди и Мартин Лютер Кинг-младший).

Чтобы диагностировать нижнее сампаку, попросите человека посмотреть вверх под углом 45 градусов. Если под радужной оболочкой при этом появляется белая полоска роговицы, значит, у него нижнее сампаку.

Влажные глаза

Постоянное слезотечение, обычно сопровождаемое появлением множества красных капилляров на белках глаз, часто указывает на наличие глаукомы, а в некоторых случаях — на отслоение сетчатки. Это вызвано избыточным употреблением жидкости и фруктов.

Радужная оболочка

Цвет радужной оболочки варьируется в зависимости от конституции, сформировавшейся со времени зачатия под влиянием питания и условий внешней среды. Обычно люди думают, что различия в цвете радужки связаны с расовыми различиями, но на самом деле они обусловлены традиционным образом жизни.

Светлая радужная оболочка

Светлая радужка, например голубая, говорит о том, что человек родился в северных краях, где получал меньше солнечного света.

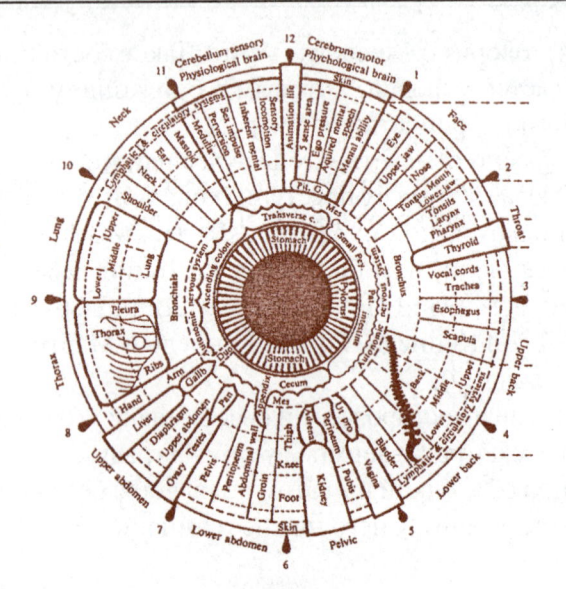

100 Часть вторая. Визуальная диагностика специфических состояний

Правый глаз

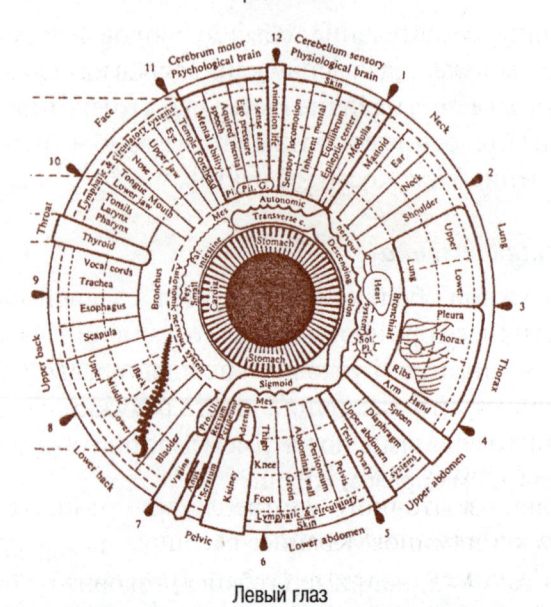

Левый глаз

Рис. 4.16. Иридология по Бернарду Дженсену

Каряя радужная оболочка

Это следствие умеренного климата.

Темная радужная оболочка

Радужка темного цвета обычно является следствием солнечного тропического климата. Цвет глаз имеет свойство слегка меняться на протяжении жизни человека, светлея с возрастом.

Диагностикой физического и психического состояния по радужной оболочке глаз занимается иридология. На рисунке 4.16 представлены связи участков радужной оболочки с определенными участками тела.

Зрачок

Зрачок свидетельствует о состоянии автономных нервов. Он сужается и расширяется в зависимости от степени освещенности. Чем светлее вокруг, тем меньше зрачок, а чем темнее, тем он больше. Скорость этого рефлекса многое говорит об активности автономной нервной системы.

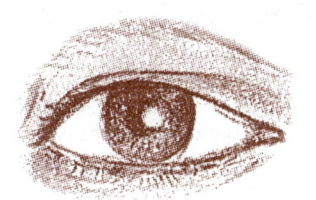

Рис. 4.17. Зрачок

Большой зрачок

Это свидетельствует об ухудшении деятельности автономной нервной системы, особенно парасимпатической, вследствие избыточного употребления инь-продуктов, лекарств и витаминов. Крайнее расширение зрачка происходит в момент смерти. Следовательно, аномально большой зрачок указывает на общее ухудшение физических и психических функций. Увеличение зрачков вызывается также страхом, нервозностью, повышенной тревожностью и другими состояниями.

Маленький зрачок

Это свидетельствует о крепком физическом и психическом здоровье, что обусловлено употреблением в пищу каш и овощей. Таких людей отличают энергичность, выносливость, терпение, упорство и стойкость. Если человек старше шестидесяти лет имеет маленькие зрачки, это говорит о его долголетии и хорошей координации важнейших органов и желез.

Белая слизистая пелена

Белая слизистая пелена, покрывающая зрачки, — признак развития катаракты, что вызвано чрезмерным употреблением молочных продуктов и других жиров в сочетании со сладостями.

Белок глаза

Как и радужная оболочка, белок глаза отражает состояние различных частей тела (см. рис. 4.18).

Зона глазного белка	Часть тела
Верхний сектор (инь)	Верхняя часть тела, включая мозг, лицо, шею, грудь, легкие, сердце и верхний отдел позвоночника
Средний сектор	Средняя часть тела, включая желудок, двенадцатиперстную кишку, селезенку, поджелудочную железу, печень, желчный пузырь, почки и средний отдел позвоночника
Нижний сектор (ян)	Нижняя часть тела, включая кишечник, мочевой пузырь, половые органы, ягодицы и нижний отдел позвоночника
Внешний сектор (инь)	Передняя часть тела, включая лицо, передние отделы мозга, горло и грудь, дыхательную и пищеварительную системы, а также связанные с ними железы
Внутренний сектор (ян)	Задняя часть тела, включая мозжечок, шею, плечи, позвоночник, поясницу и ягодицы

Изменение цвета глазного белка указывает на аномальное состояние определенных частей тела. Рисунок 4.19 показывает, где эти изменения возникают чаще всего.

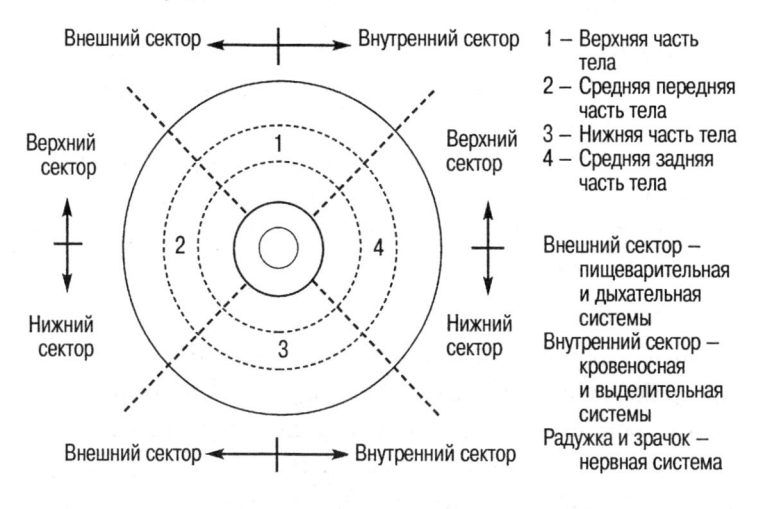

Рис. 4.18. Основные участки глазного белка

Желтизна

Часто наблюдаемая в периферической части белка желтизна свидетельствует о накоплении жиров и слизи, вызванном чрезмерным употреблением продуктов животного происхождения, и о связанных с этим нарушениях в работе печени, желчного пузыря и пищеварения.

Потемнение

Иногда наблюдаемое в средних и внутренних зонах белка потемнение указывает на ухудшение состояния различных органов и желез, особенно пищеварительной, дыхательной и лимфатической систем.

Белесый цвет

Этот цвет указывает на накопление жиров и слизи, что, прогрессируя, может привести к образованию кист, опухолей, в том числе раковых. Возможно, имеют место гормональные нарушения, а также ослабление лимфатических функций.

Покраснение

Вызванное множеством расширенных капилляров покраснение белка свидетельствует о нарушении функций кровеносной и дыхательной систем, вызванном чрезмерным употреблением инь-продуктов. Нерегулярность менструаций и приступы эпилепсии также проявляются в виде мельчайших расширенных капилляров в соответствующих зонах глазного белка.

Длинная прямая красная линия

Появление длинной прямой красной линии в какой-то части белка часто указывает на аномальную деформацию кровеносных сосудов или мышц, которая может возникать в соответствующих частях тела вследствие несчастного случая или хирургической операции.

Красные пятнышки

Красные пятнышки, появляющиеся в разных местах глазного белка, свидетельствуют о наличии кровяных сгустков и нарушении кровообращения (застой крови) в органах, железах или мышцах, относящихся к соответствующим частям тела.

Темные пятнышки

Темные пятнышки, появляющиеся в разных местах глазного белка, свидетельствуют о формировании в соответствующих частях тела жировых отложений, кист, опухолей, в том числе раковых, а также камней и солей.

Белый слизистый налет

Обычно возникающий в средней или нижней части белка, белый слизистый налет указывает на большое накопление жиров, которое, прогрессируя, может привести к образованию кист и опухолей, в том числе раковых.

Слизь

Слизь, появляющаяся под глазным яблоком, является следствием скопления жиров и слизи в нижней части туловища, включая кишечник, яичники, матку, маточные трубы или предстательную железу.

Мутно-белый цвет с серым оттенком

Мутно-белый цвет с серым оттенком, покрывающий большую часть белка, сигнализирует о развивающемся затвердении глазных яблок, что вызвано избыточным употреблением жиров в сочетании с сахаром, фруктами и соками.

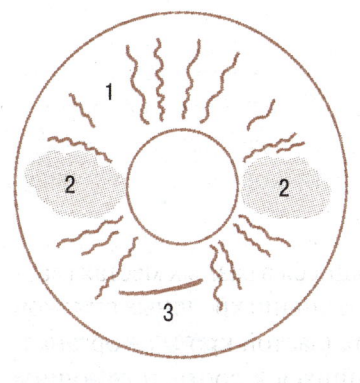

1 — Расширенные капилляры
2 — Белый слизистый налет
3 — Длинная прямая красная линия
4 — Красные пятнышки
5 — Темные пятнышки
6 — Слизь под глазным яблоком

Рис. 4.19. Отметины на белке глаза

Внутренняя поверхность век

Внутренняя поверхность верхних и нижних век обычно гладкая и розовая; это признак здоровья (см. рис. 4.20). О различных нарушениях свидетельствуют следующие изменения в этой части глаз.

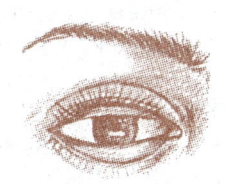

Рис. 4.20. Внутренняя поверхность верхнего и нижнего век

Красноватый цвет

Этот цвет свидетельствует о расширении капилляров, вызванном избытком инь-продуктов, и указывает на возможные проблемы в репродуктивной, пищеварительной и сердечно-сосудистой системах.

Красновато-желтый цвет

Расширение капилляров сопровождается накоплением жиров и слизи вследствие избыточного употребления инь-продуктов, белков животного происхождения и жиров категории ян. Это приводит к заболеваниям сердца, печени, почек и других важных органов.

Белый цвет

Признак недостатка гемоглобина и нарушения кровообращения, вызванных преимущественно чрезмерным употреблением соли и мучных изделий (ян) или фруктовых соков, прохладительных напитков, пищевых добавок (инь).

Сыпь

Таким образом организм избавляется от белков животного происхождения и насыщенных жиров, поступающих из мяса, яиц, молочных продуктов, рыбы и морепродуктов, употребляемых в чрезмерных количествах. Если сыпь краснеет и воспаляется, это может быть признаком трахомы.

Прыщи

Обычно один-два крупных прыща, сочетающих в своей окраске красно-желтый и белый цвета, указывают на то, что организм таким образом избавляется от белков животного происхождения, жиров, сахара и избыточного количества жидкости.

5. Нос, щеки и уши

НОС

Форма носа, его размер, цвет и другие характеристики отражают состояние нервной, кровеносной и пищеварительной систем.

ОБЩИЕ ХАРАКТЕРИСТИКИ

Различная форма носа соответствует определенному размеру и состоянию мозга.

Размер носа

Нос правильной формы и средней длины свидетельствует о стабильном психическом состоянии. Более длинный нос указывает на чувствительную нервную систему. Ко-

Нос средней длины | Прямой и длинный нос

Короткий и плоский нос | Крупный нос

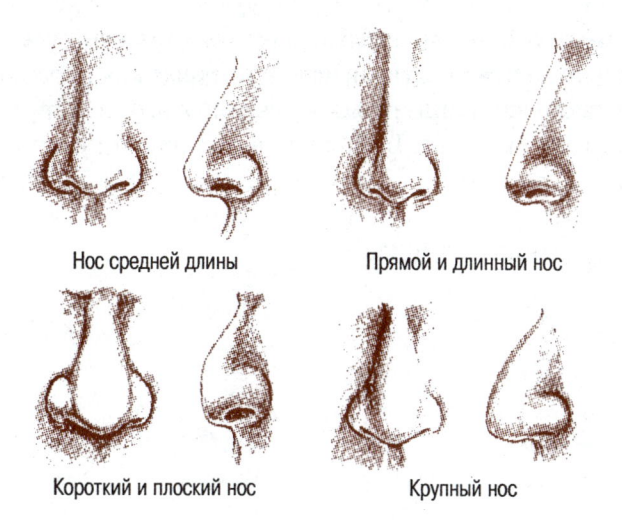

Рис. 5.1. Размер носа

роткий и плоский нос говорит о тенденции к решимости и упрямству в образе мышления. Крупный нос (но не слишком большой) указывает на высокие интеллектуальные способности.

Спинка носа

Более ровный нос свидетельствует о ясности мышления, в то время как выраженные выступы на его спинке указывают на спутанность мыслей (см. рис. 5.2).

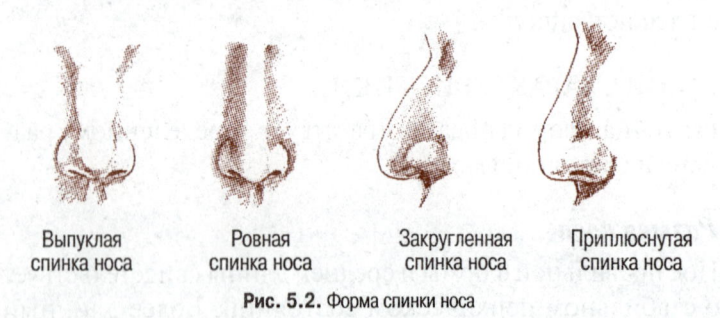

| Выпуклая спинка носа | Ровная спинка носа | Закругленная спинка носа | Приплюснутая спинка носа |

Рис. 5.2. Форма спинки носа

Ноздри

Крупные ноздри свидетельствуют о решимости, мужестве и сильном мужском характере, в то время как небольшие указывают на чувствительность, мягкость и женственность (см. рис. 5.3). В наше время у людей ноздри становятся все меньше. Аномально крупные и аномально маленькие ноздри могут также отражать сексуальные предпочтения индивида.

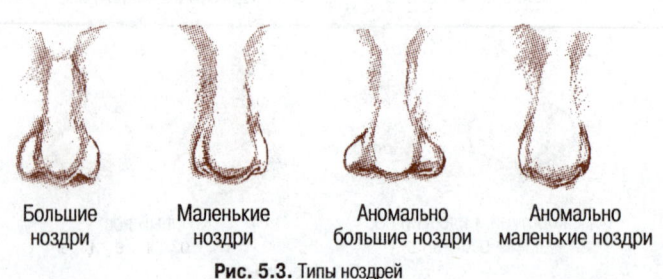

| Большие ноздри | Маленькие ноздри | Аномально большие ноздри | Аномально маленькие ноздри |

Рис. 5.3. Типы ноздрей

5. Нос, щеки и уши

Форма и длина спинки носа

Очень длинный и закругленный нос у женщины свидетельствует о неспособности к зачатию и фригидности, в то время как чрезвычайно короткий и приплюснутый нос у мужчины свидетельствует о низком интеллекте и склонности к физическому насилию (см. рис. 5.4). Как правило, люди с закругленной спинкой носа склонны к горделивости, соперничеству, предвзятости и разборчивости, в то время как более приплюснутая спинка свидетельствует о большей щедрости и терпимости.

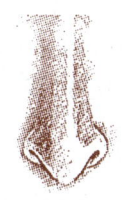

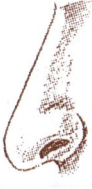

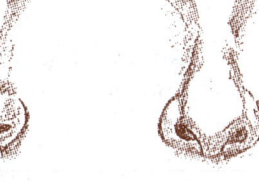

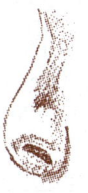

Очень длинная и закругленная спинка носа

Очень короткая и приплюснутая спинка носа

Рис. 5.4. Длина спинки носа

Кончик носа

Если кончик носа свисает так, что спереди не видно ноздрей, это свидетельствует о нервозности, чувствительности и непостоянстве настроения (см. рис. 5.5). Если обе ноздри спереди хорошо видны, это говорит о ригидности мышления и необузданности характера.

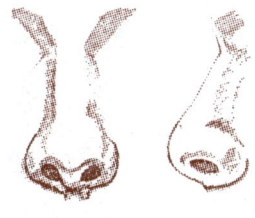

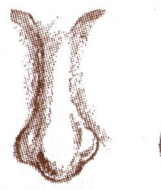

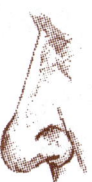

Обе ноздри хорошо видны

Ноздри не видны

Рис. 5.5. Типы кончика носа

Форма носа

Помимо вышеназванных общих характеристик, специфическая форма носа может указывать на особое физическое и психическое состояние (см. рис. 5.6, 5.7, 5.8).

Орлиный нос

Высокий нос с горбинкой, иногда называемый орлиным, свидетельствует о чрезмерном употреблении в пищу мяса птицы и яиц. Говорит об агрессивности, эгоцентризме и беспокойстве.

Опущенный вниз нос

Такая форма носа связана с чрезмерным употреблением фруктов, салата и жидкости. Свидетельствует о проблемах с сердцем, почками и мочевым пузырем.

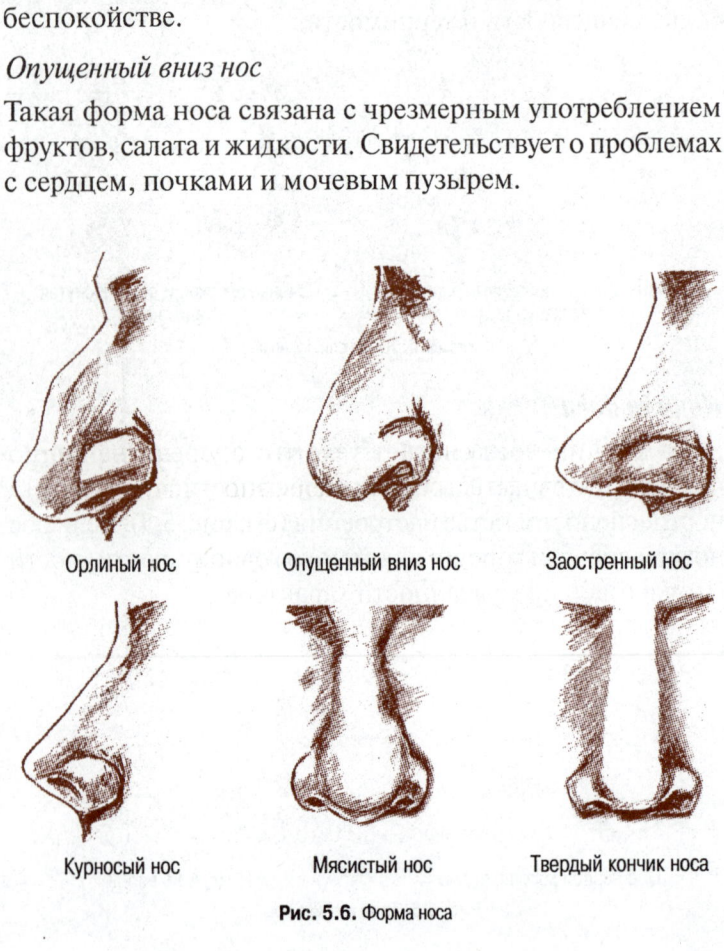

Орлиный нос Опущенный вниз нос Заостренный нос

Курносый нос Мясистый нос Твердый кончик носа

Рис. 5.6. Форма носа

Заостренный нос

Заостренный нос с торчащим вперед кончиком говорит о чрезмерном употреблении некоторых типов фруктов и ягод. Является показателем проблем с сердцем и возбудимости нервной системы.

Курносый нос

Курносый нос указывает на избыточное употребление матерью во время беременности пищи животного происхождения, особенно рыбы и морепродуктов. Свидетельствует об остроте, но вместе с тем о ригидности мышления.

Мясистый нос

Такая форма носа связана с чрезмерным употреблением сахара, жидкости, фруктов и некоторых овощей тропического происхождения, а также жиров животного и растительного происхождения. Указывает на нарушение деятельности сердечно-сосудистой и выделительной систем.

Твердый кончик носа

Твердость кончика носа обусловлена употреблением в пищу насыщенных жиров, особенно животного происхождения, большое количество которых содержится в мясе, яйцах, молочных продуктах. Свидетельствует о затвердении артерий и закрепощенности мышц, а также о накоплении жиров в печени, почках, селезенке или предстательной железе. В сочетании с мясистостью носа, описанной выше, твердеющий нос является сигналом приближающегося инфаркта или инсульта.

Раздвоенный кончик носа

Раздвоение кончика носа свидетельствует о несбалансированном питании, прежде всего о недостатке минералов и сложных углеводов в рационе матери во время беременности. Такая форма носа может также быть обусловлена чрезмерным употреблением в пищу простых углеводов (фрукты, соки, рафинированный сахар), а также прохладительных напитков, вымывающих из организма минералы и сложные углеводы. Раздвоенность кончика носа указывает на нерегулярность сердечных ритмов. В наши дни люди с такой формой носа встречаются все чаще.

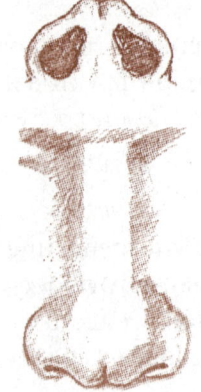

Рис. 5.7. Раздвоенный кончик носа

Кривой нос

Кривой нос у ребенка является следствием дисбаланса физической и психической конституции родителей и свидетельствует об отсутствии гармонии в состоянии человека.

● Нос, искривленный влево, говорит о том, что левая сторона тела (включая левое легкое, селезенку, поджелудочную железу, левую почку, нисходящую ободочную кишку, левый яичник или левое яичко) активнее правой. Такая конституция показывает, что отцовские наследственные факторы сильнее материнских.

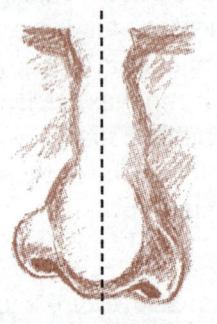

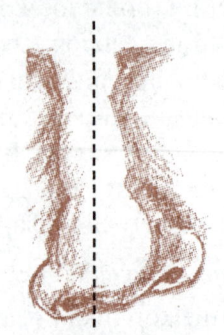

Нос, искривленный вправо   Нос, искривленный влево

Рис. 5.8. Искривление носа

🌸 Нос, искривленный вправо, говорит о том, что органы правой стороны тела (включая правое легкое, печень, желчный пузырь, правую почку, восходящую ободочную кишку, правый яичник или правое яичко) активнее органов левой. Такая конституция свидетельствует о превосходстве материнских наследственных факторов.

Цвет носа

Красный нос

Этот цвет, обусловленный расширением капилляров, указывает на чрезмерное употребление жидкости, алкоголя, стимулирующих и ароматизированных напитков, а также фруктов, соков и сахара. Такое состояние часто свидетельствует о нарушении деятельности сердечно-сосудистой системы, особенно о склонности к гипертензии.

Сизый нос

Сизый нос, что является крайней степенью описанной выше красноты, часто свидетельствует о пониженном кровяном давлении (гипотензии) и сердечной недостаточности.

Расширенные капилляры

Это свидетельствует о таком же опасном состоянии сердечно-сосудистой системы, как и сизый нос.

Белый нос

Это указывает на сужение капилляров, вызванное избытком в рационе соли, недостатком свежих овощей и жидкости. Такие люди отличаются робостью, неуверенностью, часто испытывают озноб и ощущение холода пальцев рук и ног.

Прыщи и пятна на носу

Желто-белые прыщи или пятна

Желто-белые прыщи или пятна могут появляться на носу в любом месте. С их помощью организм избавляется от избытка жиров животного происхождения, особенно молочных продуктов. Такие прыщи и пятна свидетельствуют о наличии проблем в пищеварительной и выделительной системах.

Красные или темные пятна

С помощью этих пятен, которые могут появляться в разных местах носа, из организма выводится избыточное количество углеводов, указывая на наличие проблем в кровеносной и выделительной системах.

ЩЕКИ

Область щек отражает состояние дыхательной и кровеносной систем, а их периферия — состояние пищеварительной системы.

ОБЩИЕ ХАРАКТЕРИСТИКИ

Состояние щек

Нормальные щеки

Плотные, чистые щеки без морщин и прыщей свидетельствуют о нормальном, здоровом состоянии дыхательной и пищеварительной систем.

Впалые щеки

Слишком впалые щеки свидетельствуют о несбалансированном питании, особенно о недостатке в рационе белков и жиров. Функции дыхательной и пищеварительной систем снижены.

Рис. 5.9. Щеки

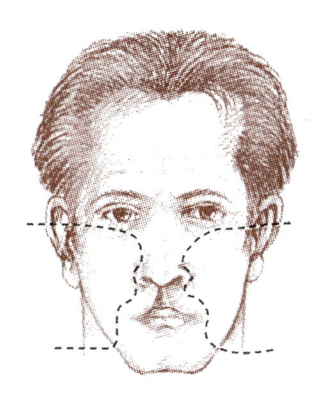

Полные щеки

Полные щеки не свидетельствуют ни о каких нарушениях, а, напротив, говорят о том, что человек активен и пышет здоровьем.

Цвет кожи щек

Цвет щек, в том числе разного рода отметины, и состояние кожи очень четко отражают состояние дыхательной, кровеносной и пищеварительной систем.

Чистые щеки

Щеки естественного цвета, без прыщей и морщин свидетельствуют о хорошем состоянии здоровья.

Красные или розовые щеки

Красные или розовые щеки, если их покраснение не вызвано сильными физическими нагрузками или погодой, говорят об аномальном расширении капилляров, вызванном нарушением деятельности сердечно-сосудистой системы вследствие чрезмерного употребления инь-продуктов, включая жидкость, фрукты и сладости, а также пристрастия к наркотикам. У таких людей существует склонность к гипертензии и повышенной чувствительности нервной системы. Учащенное дыхание и усиленное кровообращение.

Молочно-белые щеки

Появление молочной белизны щек обусловлено чрезмерным употреблением молочных и соевых продуктов, а также мучных изделий и фруктов. Такое состояние щек указывает на накопление слизи и жиров в различных областях тела, включая легкие, кишечник и половые органы.

Темные пятна на щеках

Темные пятна на щеках — признак накопления жиров или слизи в легких, что часто ведет к образованию кист и опухолей. Появлению пятен способствует употребление кофе, а также других стимулирующих и ароматизированных напитков.

Прыщи

С помощью прыщей на щеках организм избавляется от чрезмерного количества жиров и слизи, что является следствием очень частого употребления продуктов животного происхождения, молочных продуктов и жиров. Появление прыщей указывает на чрезмерное накопление жиров и слизи в легких, кишечнике, половых органах, а также в передних долях мозга. Могут наблюдаться вагинальные выделения и кисты. Если прыщи белого цвета, то их основная причина — молоко и сахар. Если же они желтоватые, то главной причиной являются сыр, мясо птицы и яйца. Крупные прыщи, появляющиеся в центре щек, сигнализируют о формировании кист в области яичников у женщины и в области предстательной железы у мужчины.

Зеленоватый оттенок

Зеленоватый оттенок щек говорит о развитии рака легких либо толстой кишки.

Потемнения

Потемнения на скулах или под глазами свидетельствуют о нарушении деятельности выделительной системы и кишечника вследствие чрезмерного употребления сладостей, соли и сухой пищи.

Глубокие морщины

Ярко выраженные морщины на скулах указывают на накопление жиров или слизи в кишечнике, а также свидетельствуют о чрезмерном употреблении жидкости.

Веснушки

С помощью веснушек организм избавляется от избытка простых углеводов, таких как рафинированный тростниковый сахар, фруктоза и лактоза. Однако веснушки именно на щеках свидетельствуют о том, что эти вещества наносят большой вред пищеварительной и дыхательной системам.

Пурпурный цвет

Если большая часть щек отливает пурпурным цветом, значит, в деятельности дыхательных органов существуют серьезные расстройства, вызванные чрезмерным употреблением сахара, пищевых добавок и приемом лекарств. Если зона пурпурного цвета невелика, это может свидетельствовать о застое крови или внутреннем кровоизлиянии в легких.

Бледность

Бледность щек свидетельствует о малокровии, вызванном несбалансированным питанием, и часто сигнализирует о развитии туберкулеза легких. Если щеки становятся почти бесцветными, это может говорить о продвинутой стадии туберкулеза, о проказе или иных бактериальных инфекциях. Это тяжелое состояние, связанное с сильнейшим перекосом в сторону инь, усугубляется чрезмерным употреблением тяжелой пищи животного происхождения, сахара, фруктов и приемом лекарств.

Серо-голубой цвет

Такой цвет щек говорит о хронических заболеваниях печени, вызванных чрезмерным употреблением соли, сухой пищи, мяса, яиц, алкоголя и сахара. В данном случае речь идет о замедлении работы печени и желчного пузыря вследствие уплотнения или сжатия этих органов.

Тонкие волоски на щеках

Если на щеках растут мелкие, тонкие, бесцветные волоски, значит, человек употребляет большое количество молочных продуктов. Такие волоски свидетельствуют о нарушении деятельности дыхательной, пищеварительной и половой систем.

УШИ

Уши являются показателем физической и психической конституции человека и состояния всего организма, особенно почек, с которыми образуют антагонистически-взаимодополняющую пару. Заболевания ушей, таким образом, связаны с нарушением деятельности различных органов и желез, прежде всего выделительной системы.

ОБЩИЕ ХАРАКТЕРИСТИКИ

Расположение и форма ушей

Расположение и форма ушей являются показателем того, как питалась мать во время беременности (см. рис. 5.10).

Нормальное положение ушей

Нормальная, здоровая конституция, обеспеченная сбалансированным питанием в период внутриутробного развития, подразумевает, что верхняя точка уха находится на уровне глаз, а мочка — на уровне рта. В средней части ухо должно примыкать к голове примерно на уровне носа.

Маленькая мочка или ее отсутствие

Маленькие мочки или их отсутствие говорят о несбалансированном питании, особенно о недостатке минералов. Это проявляется в нарушении деятельности мозга и нервной системы, а также неспособности мыслить масштабно и гармонично.

Заостренные уши

Такая форма ушей обусловлена переизбытком в питании белков животного происхождения. Свидетельствует об агрессивности и ригидности мышления.

Ухо, расширенное в средней части

Слишком широкая средняя часть уха (относительно верхней и нижней частей) указывает на переизбыток в питании сырых овощей и фруктов, особенно тропического происхождения, и на тенденцию к скептицизму, нервозности и робости.

Высоко расположенные уши

Если уши расположены слишком высоко, значит, мать в период беременности употребляла большое количество продуктов животного происхождения (см. рис. 5.11). Это

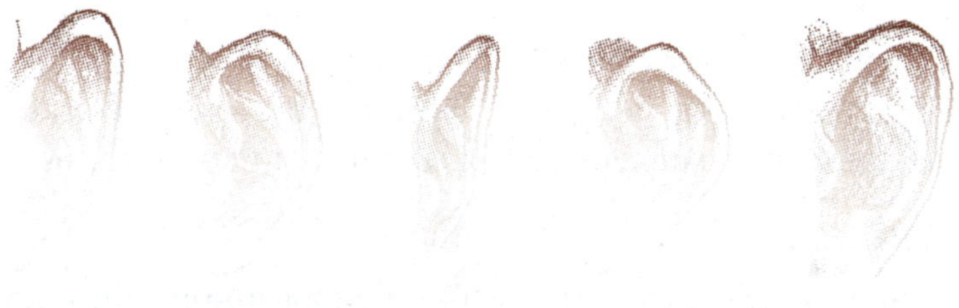

Ухо нормальной формы | Ухо без мочки | Заостренное ухо | Ухо, расширенное посредине | Ухо, расширенное в верхней части

Рис. 5.10. Форма уха

может являться показателем агрессивности и вспыльчивости.

Нормальное   Высокое

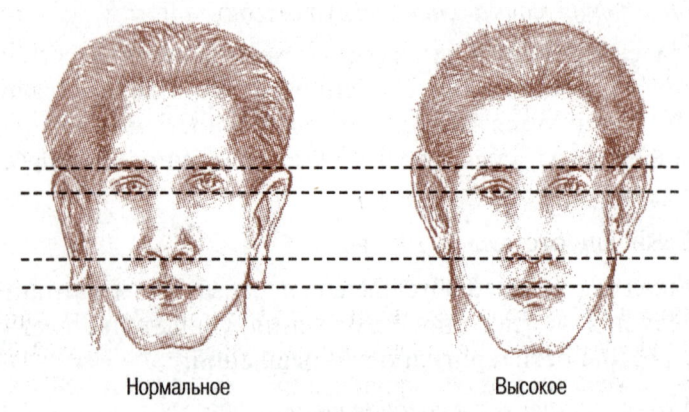

Рис. 5.11. Расположение ушей

Маленькие уши

Маленькие уши — следствие чрезмерного употребления матерью в период беременности продуктов животного происхождения, особенно мяса и яиц, а также мучных изделий. Человеку с маленькими ушами недостает дальновидности и понимания сути вещей, хотя с насущными проблемами он справляется неплохо. Чем больше уши, тем лучше конституция.

Толстые уши

Толстые уши — признак богатого жизненного опыта. Они свидетельствуют о крепком физическом и психическом здоровье, обусловленном сбалансированным питанием.

Тонкие уши

Тонкие уши — результат несбалансированного питания. Они указывают на разборчивость и предвзятость. Людям с такими ушами грозят бедность и множество проблем в жизни.

Уши, плотно прилегающие к голове

Плотно прилегающие к голове уши являются следствием сбалансированного питания в период внутриутробного развития и в раннем детстве. Они свидетельствуют о физическом и психическом здоровье, а также о гармоничном метаболизме. У людей с такими ушами большие шансы на то, чтобы стать известными общественными лидерами.

Слегка оттопыренные уши

Если уши отстают от головы не более чем на 30 градусов, то это является следствием преобладания в рационе питания инь-продуктов, включая зелень и сырые овощи, фрукты и соки. Человек с такими ушами более активен интеллектуально, чем физически.

Торчащие в стороны уши

Если уши торчат в стороны, отставая от головы более чем на 30 градусов, то это является следствием переизбытка в рационе питания более «экстремальных» инь-продуктов, таких как сахар, фрукты, соки, лекарства и прочая «химия». Человек с такими ушами имеет склонность к скептицизму, подозрительности и ограниченности мышления (см. рис. 5.12).

Нормальные уши плотно прилегают к голове

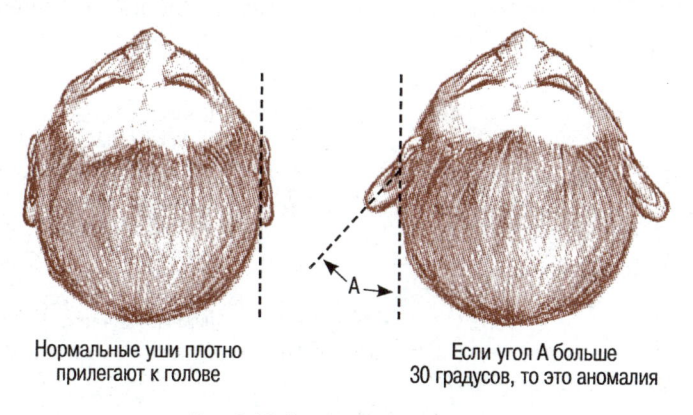

Если угол А больше 30 градусов, то это аномалия

Рис. 5.12. Угол между ухом и головой

Три слоя ушной раковины

Три слоя ушной раковины, как и три главные линии на ладони, соответствуют основным системам организма в период внутриутробного развития (см. рис. 5.13).

Слой I. Внутренний	Пищеварительная и дыхательная системы
Слой II. Средний	Нервная система
Слой III. Внешний	Кровеносная и выделительная системы

В этих зонах, соответствующих различным системам организма, имеются точки, соотносящиеся с определенными органами и железами. Эти точки располагаются на ухе снизу вверх, соответствуя в перевернутом виде определенным участкам тела, то есть мочка уха соответствует мозгу и лицу, а точки, расположенные в верхней части уха, соответствуют кишечнику, мочевому пузырю, половым органам и нижней части позвоночника.

Каждый слой ушной раковины и каждая точка соответствуют определенным органам и функциям организма. Изучая определенную точку уха, можно судить о внутреннем состоянии соответствующей части тела. Этот принцип применяется в акупунктуре и других методах терапии, выделяющих и использующих примерно 200 точек на каждом ухе.

I. Внутренний слой
II. Средний слой
III. Внешний слой

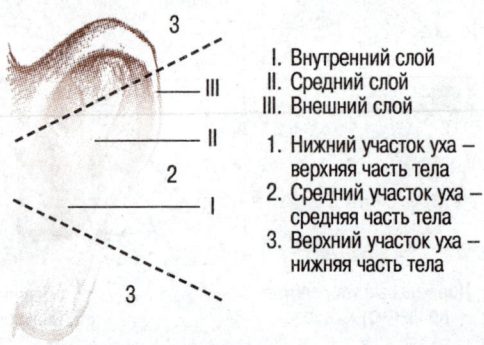

1. Нижний участок уха — верхняя часть тела
2. Средний участок уха — средняя часть тела
3. Верхний участок уха — нижняя часть тела

Рис. 5.13. Области уха

Козелок

Если маленький хрящик в центре уха выступает больше обычного, это свидетельствует о силе воли, терпеливости, упорстве и стойкости как качествах физической и психической конституции.

Внутренний слой

Внутренний слой (зона I) соответствует пищеварительной и дыхательной системам. Если наблюдаются аномальный цвет или расширение капилляров в данной области, то это свидетельствует о нарушениях в соответствующих системах.

Средний слой

Средний слой (зона II) соответствует нервной системе. Если средняя часть уха аномально выступает, то это говорит о настойчивости, эгоцентризме и упрямстве. Красный цвет в этой области уха указывает на нервные расстройства.

Внешний слой

Внешний слой (зона III) соответствует кровеносной и выделительной системам. Аномально красный цвет, не связанный с энергичными физическими нагрузками в холодную погоду, может быть связан с заболеваниями лимфатической системы.

Синева

Посинение ушей свидетельствует о нарушении кровообращения, связанном с употреблением в пищу продуктов крайнего инь-качества.

Расширение верхней части уха

Если верхняя часть уха (зона 3) аномально увеличена, то это свидетельствует о возможности развития гипер- или гипогликемии, что связано с чрезмерным употреблением матерью во время беременности сахара, фруктов и молочных продуктов.

Отделенная мочка

Если мочка уха достаточно крупная и полностью отделена от головы, то это свидетельствует о здоровье нервной и репродуктивной систем.

6. Лоб

Лоб отражает физическую и психическую конституцию человека, и каждый его участок соответствует определенным участкам тела. Лоб каждого человека уникален; по его форме, цвету, состоянию кожи и другим характеристикам можно судить об особенностях конституции и текущем состоянии здоровья. Лоб можно разделить на четыре участка (см. рис. 6.1): нижний (1), средний (2), верхний (3) и височный (4).

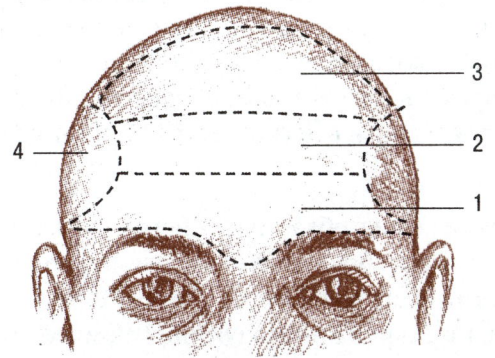

1. Нижний участок – пищеварительная и дыхательная системы
2. Средний участок – нервная система
3. Верхний участок – кровеносная и выделительная системы
4. Височный участок – селезенка, поджелудочная железа, печень и желчный пузырь

Рис. 6.1. Участки лба

ОБЩИЕ ХАРАКТЕРИСТИКИ
Нижний участок лба
В физическом плане этот участок соответствует пищеварительной и дыхательной системам, а в личностном говорит о разборчивости и практичности. Если костно-

мышечная система нижней части лба развита хорошо, это свидетельствует о хорошем функционировании пищеварительной и дыхательной систем, а также о физической и умственной активности индивида. Изменение цвета или другие аномальные симптомы в этой области указывают на изменение внутреннего состояния организма.

Покраснение

Покраснение нижнего участка лба свидетельствует о расстройствах пищеварения, сопровождаемых расширением некоторых отделов желудочно-кишечного тракта, таких как желудок и кишечник, вследствие избыточного употребления жиров животного происхождения, растительного масла, фруктов, соков, сахара, алкоголя, а также других инь-продуктов. Это также указывает на возможность воспалительных процессов в дыхательной и пищеварительной системах, сопровождаемых накоплением жиров и слизи в легких и толстой кишке.

Потемнение

Потемнение кожи в области нижнего участка лба говорит о замедлении метаболизма дыхательной и пищеварительной систем, преимущественно вследствие чрезмерного употребления таких ян-продуктов, как мясо, яйца, соль, сухая пища, печеные мучные изделия и т. п. Могут наблюдаться запор и затрудненное дыхание.

Зеленый оттенок

Появление зеленого оттенка указывает на накопление слизи и жиров, ведущее к формированию кист и опухолей (в том числе злокачественных) в дыхательной или пищеварительной системах, вследствие чрезмерного употребления жиров животного происхождения, молочных продуктов и таких инь-продуктов, как фрукты, соки, прохладительные напитки, продукты из рафинированной муки, а также пищевых добавок и приема лекарств.

Белые или желтые прыщи и пятна

С помощью белых или желтых прыщей и пятен организм избавляется от слизи и жиров, накопленных в легких и кишечнике вследствие чрезмерного употребления мяса птицы, яиц и молочных продуктов.

Красные прыщи

Красные прыщи свидетельствуют о переизбытке в организме инь-продуктов, включая соки, фрукты, сахар и т. п.

Центральная область нижнего участка лба

Эта область лба отражает состояние печени и желчного пузыря (см. рис. 6.2).

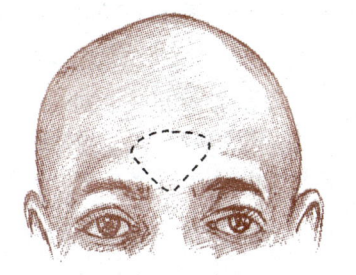

Центральная область нижнего участка лба

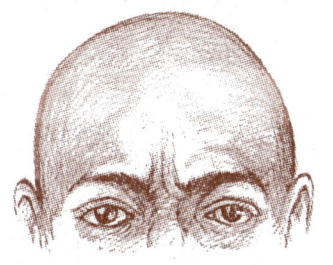

Признаки заболеваний печени

Рис. 6.2. Центральная область нижнего участка лба

Вертикальные морщины

Вертикальные морщины в этой части лба (весьма распространенное явление у современных людей) — это признак накопления слизи и жиров в печени, а также увеличения или уплотнения данного органа. Чем глубже и длиннее морщины, тем хуже состояние печени. Такие вертикальные морщины известны как признак гнева, поэтому в китайском и японском языках на протяжении веков слово «гнев» обозначается двумя иероглифами, которые дословно переводятся как «печеночные боли». Эти морщины указывают не только на физические проблемы с печенью и желчным пузырем, но и на склонность к вспыльчивости и возбудимости.

Если с ними сочетаются белые или желтые пятна в той же области лба, это свидетельствует о развитии кисты или опухоли в печени или о формировании камней в желчном пузыре.

Прыщи

Прыщи в этой части лба, независимо от того, есть ли там морщины, свидетельствуют о твердых отложениях в печени или о формировании камней в желчном пузыре вследствие долговременного употребления в пищу жиров животного происхождения, включая молочные продукты. Это свидетельствует также о косности сознания.

Сухая, шелушащаяся кожа

Сухая, шелушащаяся кожа в этой области лба, возможно распространяющаяся на область над бровями, указывает на чрезмерное употребление жиров животного и растительного происхождения вместе с мучными изделиями и недостаток овощей в рационе.

Средний участок лба

Данная область отражает состояние нервной системы. Если этот участок хорошо развит, значит, у индивида нормальные интеллектуальные способности. Область, вогнутая относительно верхней и нижней, указывает на активность природных инстинктов. Изменение цвета и другие аномалии в этой части лба свидетельствуют о расстройстве нервной системы.

Красный цвет

Красный цвет — признак нервозности, гиперчувствительности, возбудимости и нестабильности вследствие чрезмерного употребления инь-продуктов, включая стимуляторы, ароматизированные напитки, фрукты, соки, прохладительные напитки и другие.

Белый цвет

Белый цвет указывает на чрезмерное употребление молочных продуктов (особенно молока, сливок, йогурта) и жидкости вообще. Функции нервной системы замедлены, а мысли туманны и неясны.

Желтый цвет

Желтый цвет указывает на живость, но вместе с тем и на ограниченность функций нервной системы. Хотя важной причиной этого является чрезмерное употребление яиц, мяса птицы и молочных продуктов, в некоторых случаях схожее состояние может вызываться переизбытком в питании овощей типа моркови. В любом случае все это приводит к нарушению работы печени и желчного пузыря.

Веснушки

Темные пятнышки, обычно называемые веснушками, в средней, как и в других частях лба, — симптом переизбытка в организме фруктов, соков, сладостей, а также пищевых добавок и лекарств.

Красные прыщи и пятна

Красные прыщи и пятна свидетельствуют об избытке в организме инь-продуктов, в основном сахара и фруктов, в сочетании с мучными и молочными изделиями. Однако такое состояние более кратковременно, нежели веснушки и темные пятна.

Верхний участок лба

Верхняя область лба, находящаяся непосредственно под линией волос, отражает состояние кровеносной и выделительной систем. Если эта часть лба хорошо развита, значит, у индивида отличное состояние сердечно-сосудистой и выделительной систем. Слабое развитие верхней части лба говорит о слабости этих систем. Данный участок также отражает духовную сторону характера человека. Хорошо развитый и гармонично сформированный, он свидетельствует о глубоком понимании духовного мира.

Красный цвет

Красный цвет показывает, что кровеносная система перегружена вследствие чрезмерного употребления жидкости, фруктов и других инь-продуктов, включая алкогольные, стимулирующие и ароматизированные напитки. Это вызывает учащение пульса, а в некоторых случаях — лихорадку. Функции выделительной системы также чрезмерно активны, что проявляется в учащенном мочеиспускании, несварении и диарее.

Белизна и белые пятна

Белизна и белые пятна в верхней части лба говорят о чрезмерном употреблении жиров животного и растительного происхождения, включая молочные продукты. Часто белизна сопровождается бесцветным пушком, который появляется при избытке в рационе молочных продуктов. В крови может наблюдаться повышенный уровень холестерина и жирных кислот. Кроме того, такой цвет кожи свидетельствует о нарушении сердечной деятельности, а также о накоплении жиров и слизи в органах выделительной системы.

Потемнение и темные пятна

Потемнение и темные пятна в верхней части лба являются следствием чрезмерного употребления сахара, фруктов, соков, молока, меда, сиропа и изделий из рафинированной пшеничной муки. В почках могут накапливаться жиры и слизь, формироваться кисты и камни. Возможны инфекции мочевого пузыря.

Желтизна и желтые пятна

Желтизна и желтые пятна — это признак выведения из организма избытка жиров животного происхождения, полученных преимущественно из мяса, яиц и сыра. Еще одним их источником может быть рыбий жир. Кровь в этих условиях содержит высокий уровень холестерина и жирных кислот; нарушены функции печени и желчного пузыря.

Прыщи

Прыщи в этой области свидетельствуют об избыточном употреблении различных типов пищи: красные прыщи возникают от избытка сахара, фруктов и соков; белые — от избытка жиров животного и растительного происхождения; желтоватые — от жиров животного происхождения и холестерина, а темные — от избытка белков и жиров, как в случае с родимыми пятнами и бородавками.

Отступающая линия волос

Отступление линии волос, приводящее к облысению лба, обусловлено чрезмерным употреблением инь-продуктов, включая сладости, фрукты и жидкости, в том числе алкоголь и соки. Это состояние свидетельствует о перегрузке сердечно-сосудистой системы вследствие необходимости перекачивать большое количество разжиженной крови и лимфатической жидкости. Слишком много трудиться приходится также и выделительной системе; особенно это проявляется в частоте мочеиспускания.

Височный участок лба

Эта область отражает функции селезенки, поджелудочной железы, печени и желчного пузыря.

Зеленые сосуды

Зеленые сосуды, просвечивающие на висках, свидетельствуют об аномальной циркуляции лимфы, что связано с гиперактивностью селезенки и пониженной активностью желчного пузыря. Причина — чрезмерное употребление жидкости и сахара, жиров растительного и животного происхождения, алкоголя и других инь-продуктов.

Темный цвет
Темный цвет висков указывает на избыток в организме углеводов, обусловленный употреблением большого количества тростникового сахара, меда, сиропа, шоколада, фруктов, соков и молока. Данное явление может иметь и противоположную природу: избыточное употребление соли и сухой пищи. Оно является признаком недостаточной активности печени, селезенки и почек. Поджелудочная железа функционирует весьма нерегулярно, отчего уровень сахара в крови постоянно и резко меняется.

Пятна и прыщи
Пятна и прыщи, возникающие на висках, свидетельствуют о чрезмерном употреблении различных продуктов. Красные прыщи и пятна возникают вследствие избытка в рационе сладостей, фруктов и соков. Появление беловатых прыщей и пятен обусловлено большим количеством жиров животного и растительного происхождения в питании. Темные пятна и прыщи являются признаком чрезмерного употребления сладостей либо соли и мучных изделий. Возникновение родимых пятен и бородавок вызвано избытком в организме белков и жиров.

Лоб в целом

Лоб в целом указывает на физическое состояние организма вообще и нервной системы в частности.

Чистый лоб
Чистый лоб с хорошим состоянием кожи свидетельствует о нормальном физическом и психическом здоровье человека, а также о гармоничной работе всех систем его организма.

Бледный лоб

Бледность лба, особенно в верхней части, свидетельствует о нарушении деятельности кровеносной и выделительной систем вследствие избыточного употребления жидкости и фруктов.

Жирный лоб

Повышенная жирность кожи лба указывает на нарушения в работе печени, желчного пузыря и пищеварительной системы вследствие чрезмерного употребления в пищу жиров животного и растительного происхождения.

Горизонтальные морщины

Появление горизонтальных морщин на лбу в сравнительно молодом возрасте говорит об избыточном употреблении жидкости, зачастую в сочетании с большим количеством жиров (см. рис. 6.3). Однако появление морщин в возрасте после пятидесяти лет является более естественным и связано со строением тканей на лбу. Эти морщины соответствуют крупным системам организма. Если появляются четыре морщины, не принимайте во внимание самую верхнюю или самую нижнюю — в зависимости от того, какая менее всего выражена. Если морщин пять, не считайте самую верхнюю и самую нижнюю.

- Нижняя морщина — пищеварительная и дыхательная системы (соответствует линии жизни на ладони).
- Средняя морщина — нервная система (соответствует линии ума на ладони).
- Верхняя морщина — кровеносная и выделительная системы (соответствует линии сердца на ладони).

Эти три морщины должны быть длинными, глубокими и четкими. Тогда они свидетельствуют о крепком физическом и психическом здоровье. Если какие-то из них выражены слабо, значит, соответствующая система ослаблена. Если на каких-то линиях появляются красные, темные, белые и желтые пятна, следовательно, в соответствующей системе наблюдаются какие-то проблемы.

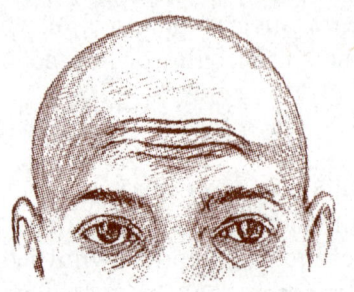

Рис. 6.3. Горизонтальные морщины на лбу

Волосы

Волосы, растущие на лбу, — признак чрезмерного употребления определенных продуктов:

- бесцветные волоски — молочных продуктов;
- темно-коричневые волоски — углеводов;
- тонкие желто-коричневые волоски — белков и жиров животного происхождения.

7. Волосы

Рост волос на любой части тела свидетельствует о попытках организма избавиться от избытка определенных веществ, поступающих в него с питанием. Главными элементами, из которых состоят волосы, являются белки, жиры и минералы, но их росту может также способствовать избыточное употребление углеводов. Волосы можно разделить на две категории:

- волосы, растущие вверх (на голове);
- волосы, растущие вниз (усы, борода, большая часть волос на теле).

Основным источником растущих вверх волос является пища растительного происхождения, преимущественно углеводы, а главным источником растущих вниз волос — белки и жиры как животного, так и растительного происхождения.

Волосы можно сравнить с деревьями и растениями на поверхности земли. Качество волос (их жесткость или мягкость, влажность или сухость, длина и другие характеристики) свидетельствует о физической и психической конституции, а также о состоянии здоровья человека. Например, у людей, которые живут в условиях холодного климата, где меньше солнечного света, волосы обычно более светлые, тонкие и мягкие. У жителей жарких стран волосы темнее и жестче. Климатические различия обусловливают различия в питании, поэтому и волосы получаются разными, согласно принципам, представленным в следующей таблице.

Климат	Рацион питания	Тип волос
Холодный (инь)	Преимущественно пища животного происхождения, молочные продукты, рыба, каши, овощи, много соли (ян)	Светлые, рыжие, русые; тонкие, мягкие, вьющиеся (инь)
Умеренный, с четырьмя сезонами (инь)	Каши, овощи, фрукты. Пища животного происхождения, молочные продукты, рыба и морепродукты (ян)	Каштановые, черные; мягкие, но не слишком; более прямые (инь)
Теплый, с четырьмя сезонами (ян)	Каши, овощи и фрукты, меньше пищи животного происхождения, молочных продуктов, рыбы и морепродуктов (инь)	Темные или черные; более жесткие и прямые (ян)
Жаркий субтропический и тропический (ян)	Каши, овощи, фрукты, соки, мало пищи животного происхождения, молочных продуктов, рыбы и морепродуктов (инь)	Черные; жесткие и вьющиеся (ян)

Согласно этим принципам, физическое состояние типа ян, питаемое энергией ян, приводит к росту волос типа инь, а физическое состояние типа инь, питаемое энергией инь, приводит к росту волос типа ян. Ввиду этого легко понять, почему у младенца, который находится в состоянии ян (меньше размер, выше температура и т. д.), волосы светлые, мягкие, вьющиеся (типа инь), а когда он вырастает, они становятся более темными, жесткими и прямыми.

ОБЩИЕ ХАРАКТЕРИСТИКИ

Изучая цвет, фактуру и другие характеристики волос, растущих на различных участках тела, можно диагностировать состояние различных органов и функций.

Волосы на голове

Волосы, растущие на голове, являются отражением общего физического и психического здоровья и с диагностической точки зрения особенно ценны тем, что позволяют судить о его изменении. Каждый волосок отражает

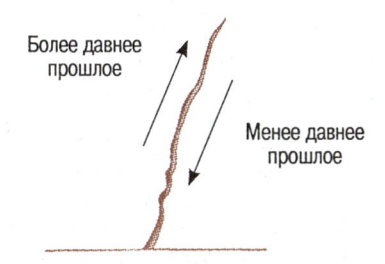

Рис. 7.1. Волос, отражающий состояние организма в прошлом

все стадии состояния организма за период своего роста, причем кончик отражает прошлое, а корень — настоящее. Исследуя волос под микроскопом, можно увидеть, как меняются его толщина, цвет, жесткость и фактура на протяжении всей его длины (см. рис. 7.1). Рассматривая волос, который рос на протяжении года, можно разделить его на участки, соответствующие четырем временам года или двенадцати месяцам. По состоянию каждого участка можно судить о том, что человек ел и пил в разное время года, какими заболеваниями страдал, в каком психологическом состоянии находился.

Качество волос	Тип пищи
Густые и светлые	Преимущественно белки и жиры
Густые и темные	Преимущественно углеводы, белки и жиры растительного происхождения
Редкие и светлые	Преимущественно пища животного происхождения или овощи, приготовленные с добавлением соли
Редкие и темные	Преимущественно пища растительного происхождения, приготовленная с добавлением соли
Вьющиеся	Преимущественно пища животного происхождения с солью в условиях умеренного климата; преимущественно углеводы в условиях тропического климата с обилием солнца
Прямые	Сбалансированное сочетание пищи растительного и животного происхождения
Седые или белые	Преимущественно пища животного происхождения или овощи, приготовленные с добавлением соли; иногда недоедание

Вместе с тем следует помнить, что осенью и зимой волосы растут медленнее, а весной и летом — быстрее, поэтому их сезонные участки имеют разную длину.

Как показано на рисунке 7.2, волосяной покров головы можно разделить на зоны, соответствующие разным частям тела.

Зоны волосяного покрова головы	Соответствующие системы и органы тела
Передняя (1)	Выделительная система и ее функции
Боковые (2)	Легкие, толстая кишка и их функции
Верхняя (3)	Сердечно-сосудистая система, тонкая кишка и их функции
Заднебоковые (4)	Селезенка, поджелудочная железа, желудок и их функции
Задняя (5)	Печень, желчный пузырь и их функции

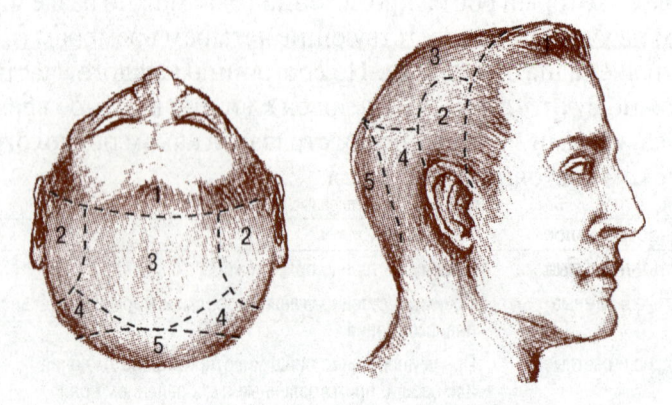

Рис. 7.2. Участки волосяного покрова головы

Волосы также указывают на состояние внутренних и периферических частей организма: кончики в большей мере относятся к внутренним областям тела, а корни — к периферическим.

Соответственно, изменения цвета и других характеристик волос, происходящие в разных зонах головы, свидетельствуют об изменениях в соответствующих системах, органах, железах и функциях организма.

Расщепленные кончики

Расщепленные кончики волос суть проявление инь-состояния дифференциации, и это указывает на то, что в организме возникает сильный перекос в сторону энергии инь вследствие чрезмерного употребления инь-продуктов (сладостей, жиров, фруктов, соков) и недостатка круп, овощей, водорослей, а также минерального дисбаланса и переедания в целом (см. рис. 7.3). Это состояние особенно затрагивает функции яичников и матки, предстательной железы и яичек, выводя из равновесия всю репродуктивную систему в целом.

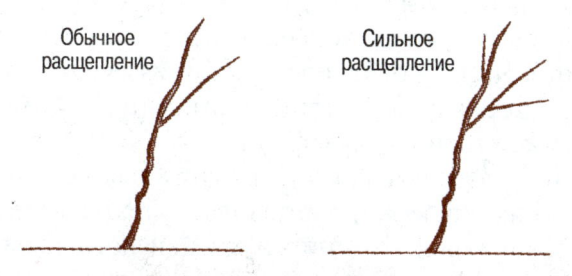

Рис. 7.3. Расщепленные кончики волос

Седые и белые волосы

Обычно седина появляется с возрастом. Но этот процесс может ускоряться вследствие преобладания в диете пищи типа ян (продуктов животного происхождения или растительных продуктов, приготовленных с добавлением большого количества соли) при одновременном недостатке сырых овощей, особенно зеленых листовых. Употребление серой морской соли, печеных или жареных мучных изделий с добавлением соли также способствует появлению седины.

Седые волосы — признак недостаточно активной работы печени и желчного пузыря; показатель решимости, упрямства и ригидности мышления.

Влажные и сухие волосы

Чрезмерное употребление жидкости делает волосы более влажными, но приводит к повышению нагрузки на кровеносную и выделительную системы.

Обезвоживание организма вызывает сухость волос. В этом случае нарушается работа не только печени и желчного пузыря, но также селезенки и поджелудочной железы; наблюдаются застойные явления в кровеносной и дыхательной системах.

Жирные волосы

Жирность волос объясняется чрезмерным употреблением жиров животного и растительного происхождения, но не настолько, чтобы их накопление под кожей стало преградой потоотделению. Такие волосы указывают на то, что жиры, попадающие в организм, относятся преимущественно к категории ненасыщенных.

В этом случае может происходить накопление слизи в легких, кишечнике и половых органах вследствие увеличения концентрации жирных кислот в крови, что приводит к снижению эффективности функций дыхательной, пищеварительной и репродуктивной систем, а также вызывает ощущение усталости.

Перхоть

С помощью перхоти организм избавляется от чрезмерного количества белков и жиров. Причиной может быть переедание в целом либо избыточное употребление продуктов животного происхождения или жирной пищи. Появление перхоти свидетельствует о нарушениях в работе выделительной системы, а также о переменчивости настроения, нерешительности, возбудимости и вспыльчивости.

Облысение

Облысение становится все более распространенным явлением в современном обществе. Потеря волос может происходить пятнами или следовать трем общим типам.

Облысение спереди

Облысение в передней части головы (зона 1 на рис. 7.4) обусловлено чрезмерным употреблением жидкости и продуктов типа инь, включая фрукты, сладости, стимуляторы и сырые овощи, а также пищевые добавки. Кроме того, оно может быть вызвано приемом лекарств и наркотиков.

Такая форма облысения указывает на ухудшение деятельности сердечно-сосудистой и мочеполовой систем, включая снижение сексуальных функций. Может также снижаться активность пищеварительной системы, особенно кишечника. Наблюдается тенденция к большей концептуальности и интеллектуальности в ущерб практичности и материализму.

Облысение сверху

Облысение в центральной части головы (зона 2 на рис. 7.4) возникает вследствие чрезмерного употребления ян-продуктов, включая мясо, яйца и молочные продукты, а в некоторых случаях также рыбу и морепродукты. Данное состояние обусловлено избытком в рационе питания

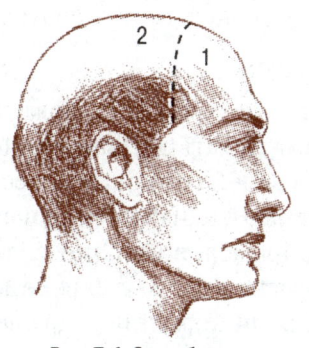

Рис. 7.4. Зоны облысения

белков животного происхождения, насыщенных жиров, соли и сухой пищи.

В сердце, печени, поджелудочной железе и половых органах происходит накопление жиров и слизи, отчего мышцы и ткани твердеют и утрачивают эластичность. Люди с такой формой облысения часто страдают сердечно-сосудистыми заболеваниями, хроническими расстройствами пищеварения, у них образуются кисты и опухоли. Они агрессивны, решительны и практичны.

Облысение спереди и сверху

Если облысение захватывает и переднюю, и центральную зоны головы (1, 2), значит, имеет место сочетание обеих вышеназванных причин: жирной пищи животного происхождения, перенасыщенной энергией ян, и продуктами, сильно заряженными энергией инь, такими как сахар, фрукты, соки, а также лекарствами. Кроме того, это говорит о недостатке более сбалансированных по своим питательным свойствам овощей, особенно бобовых, и водорослей.

Вследствие этого возникают многообразные физические симптомы, свидетельствующие о различных острых и хронических заболеваниях. Наблюдается тенденция к развитию шизофрении; человеку присущи резкие перепады настроения, раздражительность, нетерпеливость, скупость, черствость, недостаток сочувствия и упорства.

Частичное облысение

Временное частичное облысение может возникать в любой части головы и быть вызвано одной из двух причин, указанных выше. Конкретное место потери волос указывает на временные нарушения в соответствующей области тела. Например, локальное облысение в районе макушки обусловлено резким увеличением употребления пищи животного происхождения, нарушающим функцию тонкой кишки. Выпадение волос сбоку вызвано резким ростом употребления жиров животного происхождения, молочных продуктов и растительного масла в сочетании с фруктами и фруктовыми соками, временно нарушающим работу легких.

Усы и борода

Растительность на лице, как и на голове, является показателем того, какую пищу мы употребляем. Усы и борода являются нормой для мужчин, но не для женщин. Если у мужчины усы и борода не растут, то это такая же аномалия, как рост волос на лице у женщины. Поскольку область рта соответствует области гениталий, усы и борода тесно связаны с выработкой мужских и женских гормонов.

Обильная растительность на лице

Густые усы и борода указывают на переедание и ускоренный обмен веществ. Переизбыток продуктов животного происхождения способствует росту усов и бороды в большей степени, нежели пища растительного происхождения, хотя последняя в избыточном количестве тоже может быть причиной густых усов и бороды. Обильная растительность на лице — признак физической силы и грубости.

Скудная растительность

Скудная растительность на лице свидетельствует о недостатке в питании белков и жиров, а также о замедленном обмене веществ. Поскольку скорость роста усов и бороды пропорциональна скорости метаболических процессов, у менее активных в физическом плане индивидов усы и борода растут медленнее. Такие люди более утонченные и деликатные.

Усы и борода у женщин

Появление растительности на лице у женщин может быть вызвано избытком в рационе питания продуктов животного происхождения, белков, жиров либо перееданием в целом. У женщин не должно быть ни усов, ни бороды, в противном же случае у них нарушена репродуктивная функция.

Обширная растительность
Если усы и борода покрывают слишком большую часть лица, особенно в области щек, значит, в рационе питания преобладают жиры животного происхождения. В этом случае активность репродуктивной системы ниже нормы, а умственные способности ограничены.

Волосы на теле

Характер роста волос уникален для каждого человека и зависит от того, как менялся режим питания на протяжении всей жизни. Однако существуют и некоторые общие закономерности:

✿ У жителей Азии волос на теле меньше, чем у жителей Запада.
✿ У людей, живущих в условиях жаркого или влажного климата, волос на теле меньше, чем у жителей более холодных регионов.
✿ У людей, отдающих предпочтение пище растительного происхождения, волос на теле меньше, чем у тех, кто питается преимущественно продуктами животного происхождения.
✿ У женщин волос на теле меньше, чем у мужчин.

Площадь и густота волосяного покрова на теле в ходе биологической эволюции от низших форм жизни к высшим имеют тенденцию к уменьшению. В процессе эволюции человеческой расы количество шерсти стремительно уменьшалось, а у женщин она вовсе исчезла, что являет собой высшую стадию биологической эволюции на сегодняшний день.

Таким образом, обилие волос на теле, будь то у мужчины или у женщины, говорит о несоблюдении естественного для человека рациона питания, который должен состоять преимущественно из злаков и овощей, и злоупотреблении продуктами животного и растительного происхождения, богатыми белками и жирами, включая мясо, яйца, молочные продукты, а также сахаром.

Диагностика с помощью волосяного покрова

В зависимости от конкретного расположения (см. рис. 7.5), волосы на теле могут иметь разное происхождение и указывать на разные внутренние состояния.

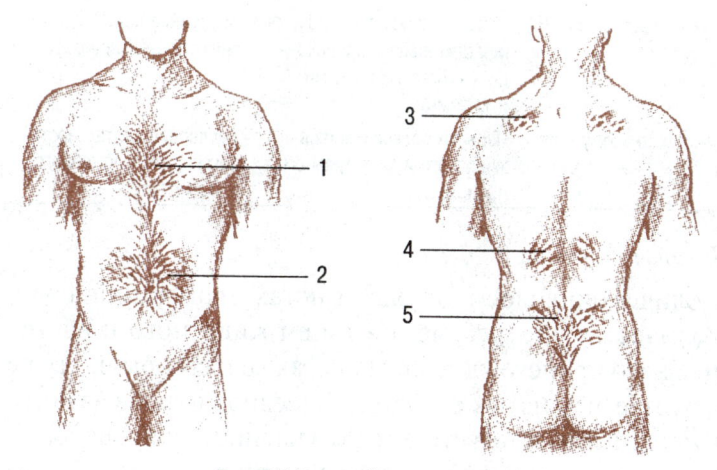

Рис. 7.5. Волосяной покров туловища

Расположение волос	Причина	Состояние органов и систем тела
Область груди (1)	Жиры животного происхождения, молочные продукты, растительное масло	Ухудшение деятельности дыхательной системы
Область живота (2)	Белки животного происхождения, насыщенные жиры	Ухудшение деятельности пищеварительной системы
Верхняя часть спины (3)	Жиры животного и растительного происхождения; избыточное употребление углеводов	Ухудшение деятельности дыхательной системы
Средняя часть спины (4)	Избыток жиров животного и растительного происхождения; избыточное употребление белков	Ухудшение деятельности выделительной системы
Нижняя часть спины (5)	Избыток продуктов животного и растительного происхождения, богатых белками и жирами	Ухудшение деятельности пищеварительной системы
Волосы по всему телу	Избыток белков и жиров животного и растительного происхождения	Ухудшение деятельности органа, расположенного в этом месте

Волосы на руках и ногах

Количество волос на руках и ногах пропорционально количеству употребляемой пищи животного и растительного происхождения. На ногах волосы обычно гуще и жестче, чем на руках. Густой волосяной покров на ногах у женщин свидетельствует о повышенной или, наоборот, пониженной активности репродуктивных органов. Для мужчин иметь небольшое количество волос на руках и ногах нормально, в отличие от женщин, нормой для которых является отсутствие волос на конечностях или лишь незначительное их количество.

Бесцветные волоски на руках свидетельствуют о чрезмерном употреблении молочных продуктов. Это указывает на нарушение деятельности дыхательной и пищеварительной систем, накопление жиров и слизи в разных частях тела.

Волосы в паховой области

Волосяной покров паховой области обусловлен конституцией человека, сформированной в период внутриутробного развития, а также особенностями питания с момента рождения до текущего времени.

Особенности волос	Диетические причины	Состояние органов и систем тела
Густые волосы	Переедание, избыток белков и жиров, преимущественно животного происхождения, но иногда также и растительного, включая бобовые, орехи и другие богатые жирами продукты	В целом здоровая репродуктивная система, нормальная половая функция
Редкие волосы	Недостаток питательных веществ, особенно белков и жиров. В некоторых случаях преобладание в рационе пищи растительного происхождения и молочных продуктов	Повышенная сексуальная чувствительность, но сниженная репродуктивная функция
Большая площадь волосяного покрова	Избыток белков и жиров, молочных продуктов, сахара, фруктов и соков	Менее упорядоченное сексуальное поведение, предрасположенность к заболеваниям половых органов
Малая площадь волосяного покрова	Недостаточно разнообразный рацион, недостаток белков и жиров	В целом нормальное состояние репродуктивной системы
Отсутствие волос	Чрезмерное употребление яиц, сыра, молока, рыбы, мучных изделий, фруктов, соков, сахара и других инь-продуктов при недостатке каш и овощей	Сексуальная возбудимость сохраняется, но энергии и способностей меньше

Волосы в подмышечной области

Густые и длинные волосы в подмышечной области обусловлены перееданием, и особенно чрезмерным употреблением белков и жиров, а также жидкости и фруктов.

Наблюдается тенденция к нарушению деятельности пищеварительной системы.

Редкие и короткие волосы в подмышечной области связаны с употреблением овощей и фруктов в ущерб более питательным продуктам, богатым углеводами, белками и жирами. Такое состояние грозит ослаблением дыхательной и кровеносной систем.

8. Кисти рук

Кисти и стопы, являющиеся окончаниями рук и ног, могут рассматриваться как продолжения внутренних органов. Поэтому их строение и состояние отражают конституцию и состояние различных внутренних органов и систем. Наиболее периферические части кистей рук, ближайшие к кончикам пальцев, соответствуют самым глубинным частям внутренних органов (см. рис. 8.1). Руки, в том числе кисти и пальцы, так же как ноги, в том числе стопы и пальцы ног, образуют спиральные отростки внутренних органов, из которых они получали энергию в период внутриутробного развития после формирования органов. Они продолжают развиваться и после рождения, играя роль периферических частей тела, получающих энергию, вибрации и излишки питания из внутренних областей тела.

Ближе к 1 — периферические участки тела

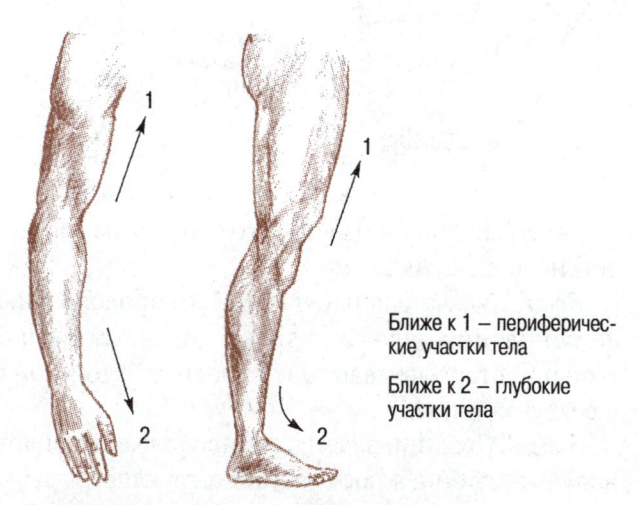

Ближе к 2 — глубокие участки тела

Рис. 8.1. Соответствие рук и ног определенным участкам тела

Таким образом, они, помимо сформированной в период внутриутробного развития конституции, отражают еще и текущее физическое и психическое состояние человека.

КИСТИ РУК

ОБЩИЕ ХАРАКТЕРИСТИКИ

Кисть руки можно разделить на две основные области: ладонь и пальцы. Ладонь в большей мере отражает физическую конституцию, а пальцы — психическую. Кисть можно разделить также и на шесть зон, соответствующих шести главным меридианам (см. рис. 8.2).

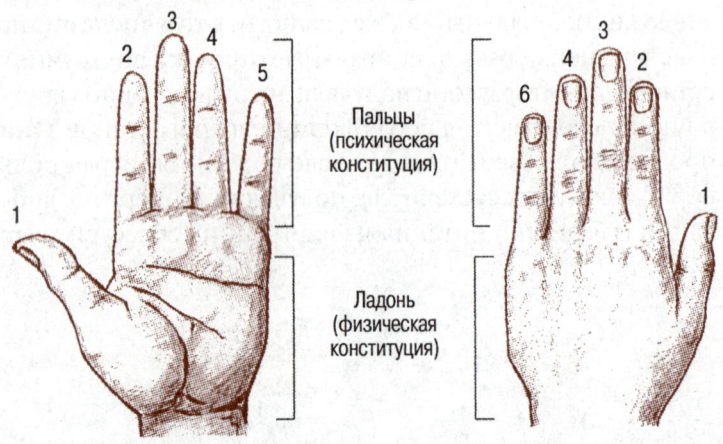

Рис. 8.2. Участки кисти

Зона 1. Большой палец и его основание соответствуют легким и их функциям.

Зона 2. Указательный палец и его продолжение вплоть до основания ладони, а также соответствующая часть тыльной стороны ладони соотносятся с толстой кишкой и ее функциями.

Зона 3. Средний палец и его продолжение вплоть до основания ладони, а также соответствующая часть тыльной стороны ладони соотносятся с тремя чакрами, которые представляют собой энергетические центры сердца, желудка и брюшной полости, а также с сердечно-сосудистой и половой системами.

Зона 4. Безымянный палец и его продолжение вплоть до основания ладони, а также соответствующая часть тыльной стороны ладони соотносятся с тремя чакрами, или энергетическими центрами, управляющими жизненной силой, температурой и энергией.

Зона 5. Мизинец и его основание (только с внутренней стороны ладони) соответствуют сердечно-сосудистой системе.

Зона 6. Мизинец и его основание (только с тыльной стороны ладони) соответствуют тонкой кишке и ее функциям.

ЛАДОНИ

Исходя из того, что на ладони существуют три главные линии, ее можно разделить на три области, соответствующие главным системам организма (см. рис. 8.3).

Линия 1 и ее область соответствуют пищеварительной и дыхательной системам. Эту линию называют линией жизни, поскольку она очень важна для долголетия и жизненной активности.

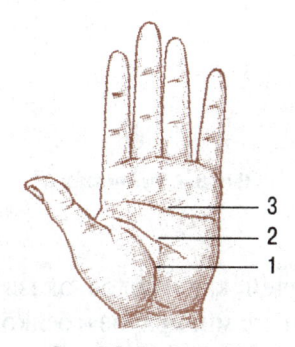

Рис. 8.3. Линии ладони

Линия 2 и ее область соответствуют нервной системе. Эту линию называют линией ума, поскольку она отражает состояние нервной системы.

Линия 3 и ее область соответствуют кровеносной и выделительной системам. Эту линию называют линией сердца, поскольку она оказывает решающее влияние на состояние крови, лимфы и мочеполовой системы в период интенсивной эмоциональной активности.

ПАЛЬЦЫ

Каждый палец можно разделить на три зоны, соответствующие фалангам (см. рис. 8.4).

Зона 1 соответствует пищеварительной и дыхательной системам. В случае большого пальца речь идет об основании пальца.

Зона 2 соответствует нервной системе.

Зона 3 соответствует кровеносной и выделительной системам.

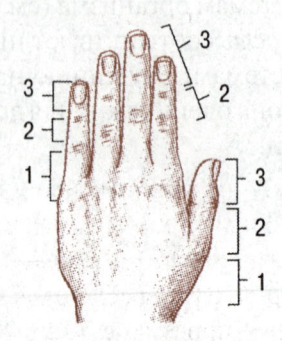

Рис. 8.4. Участки пальцев

Ногти

На состояние ногтей, как и волос, оказывает влияние количество в организме минералов и белков. Поэтому ногти непосредственно связаны с состоянием всего организма и отражают все его изменения, происходившие за время их роста.

СПЕЦИФИЧЕСКИЕ ХАРАКТЕРИСТИКИ

Изложенные ниже общие указания позволяют диагностировать различные вариации конституции и состояния.

Длина ладони

Если ладонь длиннее пальцев, это свидетельствует о хорошо развитой конституции, большой физической силе, стойкости и упорстве. Если пальцы по длине примерно равны ладони или, что бывает довольно редко, длиннее, значит, у человека лучше развиты умственные способности и есть тенденция к физической слабости.

Толщина ладони

Толстая ладонь свидетельствует о хорошей конституции, обусловленной сбалансированным рационом питания. Человека с такими руками ожидает здоровая и преуспевающая жизнь. Тонкая ладонь, являющаяся следствием несбалансированного питания, подразумевает слабое здоровье и низкий уровень энергии. Человеку с такими ладонями в жизни приходится трудно.

Ширина ладони

Широкая ладонь — результат сбалансированного питания. Такие люди физически сильны, энергичны и имеют все шансы прожить долго. Узкая же ладонь является результатом чрезмерного употребления сладостей, фруктов, соков и других инь-продуктов. Она указывает на более слабую конституцию и меньшую ожидаемую продолжительность жизни.

Влажные и сухие ладони

Влажные ладони, вызывающие неприятные ощущения при рукопожатии, указывают на чрезмерное употребление жидкости и сладостей. В этом случае сердце и почки подвергаются повышенной нагрузке, что проявляется как ощущение общей усталости. Могут наблюдаться обильное потоотделение и неприятный запах тела. Часто такое состояние организма сопровождается бессонницей, эмоциональными расстройствами и забывчивостью.

Слишком сухие ладони указывают на обезвоживание организма. На ощупь они обычно холодные, поскольку кровеносные сосуды сужены. Причина — чрезмерное употребление сухой пищи, продуктов животного происхождения, соли и недостаток жидкости. Такое состояние проявляется как психическая ригидность и предвзятость. Хотя мышление может быть обостренным, часто существует тенденция к его ограниченности. Это состояние иногда наблюдается даже среди тех, кто придерживается вегетарианской диеты, но употребляет слишком мало жидкости.

Нормальное состояние ладони — чуть влажная и прохладная. Влажность должна быть минимальной, почти незаметной. Это показатель хорошего метаболизма и умственной активности.

Цвет ладоней

Цвет ладоней должен быть натуральным и однородным. Если по краю наблюдается краснота, это указывает на чрезмерную активность сердечно-сосудистой системы вследствие избыточного употребления жидкости и различных инь-продуктов. Синева, особенно на участке между основанием мизинца и ладони, указывает на проблемы в сердечно-сосудистой и выделительной системах. Зеленый цвет этой зоны свидетельствует о формировании опухолей, в том числе раковых, в области кишечника.

Если ладонь становится более желтой, чем обычно, значит, в организме наблюдается чрезмерная секреция желчи из-за нарушения деятельности печени, желчного пузыря, сердечно-сосудистой и выделительной систем, что вызвано избыточным употреблением пищи животного происхождения, жиров и соли. В некоторых случаях это может также вызываться чрезмерным употреблением корнеплодов или некоторых круглых овощей вроде тыквы или патиссонов.

Изменение цвета тыльной стороны ладони

Тыльная сторона ладони может приобретать красноватый оттенок в зависимости от температуры воздуха. Если это происходит не под влиянием низких температур, то свидетельствует о нарушении деятельности сердечно-сосудистой, выделительной, пищеварительной и нервной систем вследствие несбалансированного питания, особенно чрезмерного употребления инь-продуктов, пищевых добавок, а также приема лекарств и наркотиков.

Употребление лекарств и наркотиков приводит к покраснению или посинению кистей и пальцев, особенно с тыльной стороны. Приблизительное время, необходимое для выведения этих веществ из организма, указано в таблице.

Зона покраснения или посинения	Время, необходимое для выведения
Кончики пальцев	Шесть месяцев
Кончики и средние фаланги пальцев	Один год
Пальцы по всей длине	Два года
Вся кисть, включая тыльную сторону, до самого запястья	Четыре года

До тех пор пока эти вещества остаются в организме, метаболизм будет замедлен, сохранятся нарушения в работе нервной системы, проявляющиеся в форме гиперчувствительности, депрессии, повышенной возбудимости, нестабильности, в чувстве разочарования, внутренней злобы, малодушии, робости, в виде частых перепадов настроения.

Те же симптомы проявляются, хотя и в меньшей степени, при избыточном употреблении сладостей, фруктов, соков, молочных и мучных продуктов, а также при приеме витаминов и пищевых добавок.

Изменение цвета ладони в основании большого пальца

Красный или синий цвет в основании большого пальца (между самим пальцем и линией 1 на рис. 8.5) свидетельствует о нарушении деятельности пищеварительной системы, особенно толстой и тонкой кишок, вследствие несбалансированного питания. Такой же цвет на тыльной стороне кисти между основанием большого пальца и продолжением указательного пальца является признаком нарушения деятельности пищеварительной системы, особенно толстой кишки. Зеленый цвет в этой области говорит о развитии опухолей (в том числе раковых) в нисходящей ободочной кишке (если речь идет о левой руке) или восходящей ободочной кишке (если речь идет о правой руке).

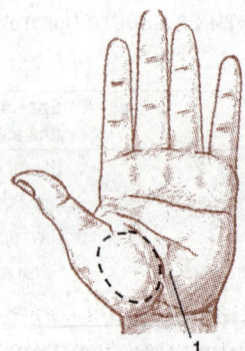

Рис. 8.5. Основание большого пальца

Сила и гибкость кистей

Толстые, сильные пальцы с хорошо развитой костной структурой свидетельствуют о крепкой физической конституции, особенно о крепкой нервной системе. Тонкие, длинные пальцы указывают на более интеллектуальную и духовную природу, а также на художественные наклонности и способности. Такие пальцы у многих музыкантов.

Степень гибкости суставов кистей и пальцев соответствует степени физической и ментальной гибкости. Если кончики полностью вытянутых пальцев прогибаются вверх, это указывает на повышенные умственные и духовные способности. Если нет, то это признак психической ригидности и физической силы (см. рис. 8.6).

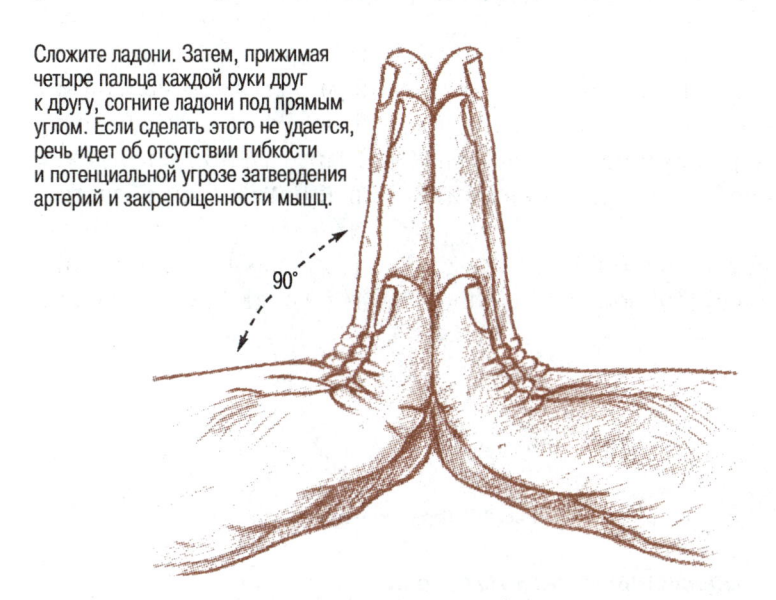

Сложите ладони. Затем, прижимая четыре пальца каждой руки друг к другу, согните ладони под прямым углом. Если сделать этого не удается, речь идет об отсутствии гибкости и потенциальной угрозе затвердения артерий и закрепощенности мышц.

Рис. 8.6. Проверка пальцев на гибкость

Гибкость пальцев, кистей и запястий очень важна. Чем она выше, тем легче приспосабливаться к меняющимся обстоятельствам. Отсутствие гибкости связано с затвердением артерий и закрепощенностью мышц, что вызвано избытком в рационе питания продуктов животного происхождения, богатых белками, насыщенными жирами и холестерином. Этому способствуют также переедание в целом и чрезмерное употребление минералов.

Перепонки между пальцами

Если раздвинуть пальцы, то между ними можно увидеть маленькие перепонки (см. рис. 8.7). Аномально большие перепонки — признак избытка инь-продуктов и пищевых добавок в рационе матери на ранней стадии беременности, а также приема лекарств. Большие перепонки между пальцами становятся все более распространенным явлением у современных новорожденных, и их часто удаляют хирургическим путем после рождения.

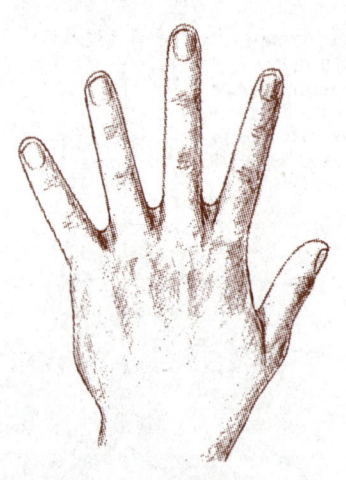

Рис. 8.7. Перепонки между пальцами

Просветы между пальцами

Отсутствие просветов между сомкнутыми пальцами — это признак сбалансированного питания, в то время как их наличие свидетельствует о диспропорции в рационе питания между углеводами, белками, жирами и минералами, а также о дисгармонии физической и психической конституции (см. рис. 8.8). Этим объясняется традиционное представление о том, что просветы между пальцами — признак несчастья, поскольку человек не способен удержать в руках то, что получает от жизни.

8. Кисти рук

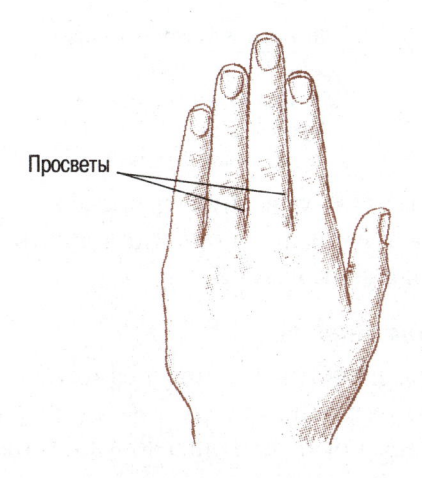

Просветы

Рис. 8.8. Просветы между пальцами

Цвет центра ладони

В центре ладони имеется впадина (см. рис. 8.9). Если цвет этого участка отличается от натурального и при нажатии на него ощущаются напряжение и боль, то это является признаком общей усталости, вызванной недостаточной эффективностью работы пищеварительной и кровеносной систем вследствие несбалансированного питания. Изменение цвета этого участка отражает нарушения в некоторых системах организма.

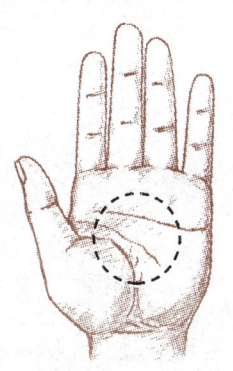

Рис. 8.9. Центр ладони

Цвет ладони	Пораженные системы и органы
Красный	Сердечно-сосудистая
Пурпурный	Дыхательная и репродуктивная
Темный	Выделительная
Желтый	Печень и желчный пузырь

Изменения цвета могут возникать также в основании ладони (на запястье), и интерпретация для них точно такая же, как для центра ладони.

Вздутие основания ладони

Если надавить на запястный сустав у самого основания ладони, и при этом в одной из его точек (см. рис. 8.10) возникнет вздутие, могут быть диагностированы следующие нарушения:

* Вздутие в точке 1, под основанием большого пальца, говорит о расстройстве дыхательной системы, а также толстой кишки и ее функций.
* Вздутие в точке 2, под центром ладони, указывает на расстройства сердечно-сосудистой и репродуктивной систем.
* Вздутие в точке 3, под основанием мизинца, свидетельствует о нарушениях в работе сердечно-сосудистой системы, а также тонкой кишки.

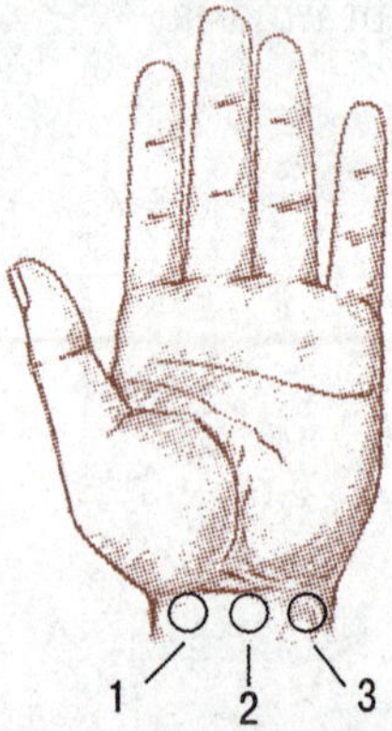

Рис. 8.10. Точки в основании ладони

Искривление пальцев

Вытянутые пальцы должны быть прямыми. Если какие-то из них повернуты внутрь или наружу, это указывает на чрезмерную или недостаточную активность некоторых органов вследствие несбалансированного питания матери в период беременности, а также данного индивида в раннем детстве (см. рис. 8.11). Каждый палец соответствует определенным органам тела.

Палец	Соответствующие органы и функции
Большой	Легкие и их функции
Указательный	Толстая кишка и ее функции
Средний	Три чакры и кровообращение
Безымянный	Три чакры и энергетическая настройка
Мизинец	Сердце, тонкая кишка и их функции

Если остальные пальцы изогнуты в сторону среднего, то это признак дисгармонии, вызванной переизбытком пищи типа ян, включая продукты животного происхождения и пересоленную пищу. Пальцы же, изогнутые в стороны от среднего, — свидетельство чрезмерного употребления инь-пищи, включая сладости, фрукты, соки, сырые овощи, прохладительные и алкогольные напитки, пищевые добавки, а также приема лекарств и наркотиков.

Длина и контур пальцев

Если вытянуть пальцы, то самым длинным является средний палец, затем указательный, потом безымянный, большой и мизинец. Когда пальцы сомкнуты, то самым длинным должен быть средний палец, затем указательный и безымянный (практически одинаковые), мизинец и, наконец, большой. Кончик мизинца должен находиться посредине отрезка, который соединяет кончик большого пальца и точку, находящуюся на уровне кончика среднего пальца.

Искривление внутрь   Искривление наружу

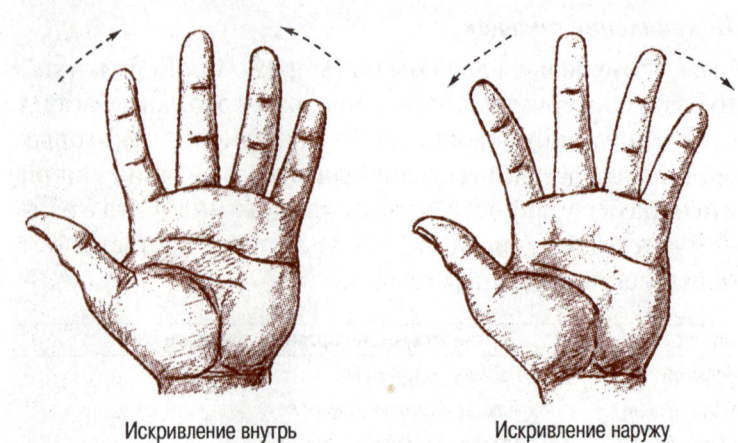

Рис. 8.11. Искривление пальцев

Если указательный палец кажется более длинным по сравнению с безымянным, это указывает на врожденную слабость толстой кишки, а если выше безымянный палец, то это признак возможных заболеваний сердца, желудка и тонкой кишки. Если мизинец кажется выше указанной средней точки, это указывает на большую вероятность возникновения хронических заболеваний сердца и тонкой кишки.

Форма кончиков пальцев

Кончики пальцев могут иметь разную форму в зависимости от конституции (см. рис. 8.12).

Прямоугольная форма

Кончики пальцев прямоугольной формы (1) свидетельствуют о том, что родители индивида были физически крепкими, работящими людьми и мать во время беременности отдавала предпочтение продуктам животного происхождения в ущерб пище растительного происхождения. Такая форма кончиков пальцев говорит о физической активности, решительности и агрессивности.

Круглая форма

Кончики пальцев круглой формы (2) свидетельствуют о том, что у родителей индивида было нормальное состояние здоровья и мать во время беременности отдавала предпочтение основательно приготовленным крупам и овощам (типа ян), а пищу животного происхождения употребляла в меньших количествах. Такая форма кончиков пальцев говорит о жизнерадостности, активности, позитивизме, понимании и сочувствии.

Заостренная форма

Кончики пальцев такой формы (3) свидетельствуют о том, что мать во время беременности отдавала предпочтение инь-пище: продуктам растительного происхождения, подвергнутым минимальной термической обработке, сырым овощам и фруктам, сладостям и т. д. Так же питался и ребенок в период роста. Заостренная форма кончиков пальцев говорит о меньшей физической силе, об утонченности, о художественных наклонностях, об интересе к искусству и метафизическим проблемам.

Расширенные, опухшие кончики пальцев

Такая форма (4) свидетельствует об употреблении пищи животного происхождения в сочетании с фруктами, соками и сладостями. Она указывает на агрессивный и эгоцентричный характер. Если такую форму (напоминающую

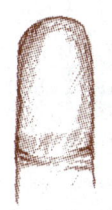

1. Прямоугольная форма
2. Круглая форма
3. Заостренная форма
4. Расширенная форма

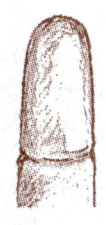

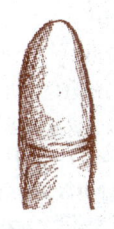

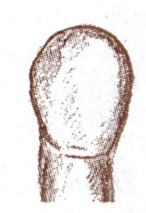

Рис. 8.12. Форма кончиков пальцев

голову ядовитой змеи) имеет кончик большого пальца, это говорит о том, что отец человека был очень буйным и агрессивным.

СПЕЦИФИЧЕСКИЕ СОСТОЯНИЯ КОНЧИКОВ ПАЛЬЦЕВ

Поскольку через кончики пальцев из организма выходит избыточная энергия, поступающая через кожу и меридианы, их состояние часто меняется, отражая изменения во внутреннем состоянии.

Потрескавшаяся кожа на кончиках пальцев

Такое состояние кончиков пальцев свидетельствует о выделении из организма избытка энергии инь, получаемой с такими продуктами, как сладости, фрукты, соки и прохладительные напитки, а также пищевые добавки с наркотиками и лекарствами. Функции сердечно-сосудистой, выделительной и репродуктивной систем в данном случае нарушены. При таком состоянии кончиков пальцев часто наблюдаются сексуальные проблемы, импотенция и фригидность.

Белая, жирная кожа на кончиках пальцев

Белая, жирная кожа на кончиках пальцев свидетельствует о накоплении в организме жиров, получаемых с продуктами животного и растительного происхождения, особенно молочными. Деятельность пищеварительной и лимфатической систем часто расстроена, а в почках и печени могут формироваться кисты или опухоли. Может наблюдаться также накопление жиров и слизи в легких.

Покраснение или посинение кончиков пальцев

Это обусловлено чрезмерным употреблением пищи типа инь и свидетельствует о нарушении деятельности дыхательной и кровеносной систем. Наблюдаются также повышенная чувствительность, нервозность, раздражительность, депрессия и перепады настроения.

Сухая, шелушащаяся кожа на кончиках пальцев
Это следствие чрезмерного употребления жиров и белков животного происхождения. Такая кожа свидетельствует о затвердении артерий и закрепощенности мышц, а также о ригидности мышления. Это же состояние может быть вызвано избыточным употреблением яиц.

Мягкая, отслаивающаяся кожа на кончиках пальцев
Это результат чрезмерного употребления жидкости, в том числе алкогольных напитков, сахара, а также приема лекарств и наркотиков. Сердечно-сосудистая и выделительная системы работают с повышенной нагрузкой. Наблюдаются повышенная чувствительность и эмоциональная раздражительность.

НОГТИ

Как и все периферические части тела, ногти свидетельствуют о количестве в организме питательных веществ и минералов. Пока человек продолжает употреблять в пищу эти вещества в достаточном количестве, состояние ногтей не ухудшается. Таким образом, оно позволяет отследить меняющиеся физическую и психическую конституцию человека за все время их роста.

Цвет ногтей
Цвет ногтей свидетельствует о состоянии крови. Существует несколько типичных цветов, которые могут меняться ежедневно в соответствии с изменением физического состояния организма, что обусловлено изменением рациона питания, образа жизни и других внешних факторов.

Розовато-красный

Розовато-красный цвет ногтей свидетельствует о нормальном состоянии крови и нормальном физическом и психическом состоянии человека. Если у человека, страдавшего каким-то хроническим заболеванием, ногти благодаря изменению питания начинают приобретать такой цвет, это указывает на улучшение состояния здоровья.

Красновато-пурпурный

Красновато-пурпурный цвет ногтей свидетельствует об аномальном состоянии крови, связанном с чрезмерным употреблением инь-пищи, включая молочные продукты, сладости, фрукты, соки, стимулирующие напитки, жиры животного и растительного происхождения, а также пищевых добавок. Кроме того, данное состояние может быть вызвано приемом лекарств и наркотиков. Нарушены функции пищеварительной, сердечно-сосудистой и выделительной систем, наблюдаются бессонница, запор, диарея, хроническая усталость, депрессия и другие симптомы физических и психических недугов.

Темно-красный

Ногти темно-красного цвета свидетельствуют о высокой концентрации в крови жирных кислот, холестерина или минералов вследствие чрезмерного употребления пищи животного происхождения, включая мясо, яйца и молочные продукты, а также соль. Сердечно-сосудистая и выделительная системы перегружены, а печень, желчный пузырь и селезенка работают вполсилы. Часто наблюдаются затвердение артерий, закрепощенность мышц и ригидность мышления.

Белый

Белый цвет ногтей свидетельствует о недостаточной циркуляции крови и низком гемоглобине. Такое состояние организма вызвано несбалансированным питанием, в частности чрезмерным употреблением рафинированной муки, фруктов, соков и сладостей. Вместе с тем схожее состояние может быть обусловлено чрезмерным употреблением соли, сухих продуктов, пищи животного происхождения или обезвоживанием вследствие сужения кровеносных сосудов. Может наблюдаться накопление жиров и слизи в области сердца, печени, поджелудочной и предстательной желез или яичников. Зачастую такой цвет ногтей свидетельствует о лейкемии и других онкологических заболеваниях. У людей с хорошим состоянием здоровья белизны ногтей быть не должно, хотя она вполне естественна, когда пальцы сильно вытянуты.

Форма ногтей

Форма ногтей (см. рис. 8.13) обусловлена особенностями питания и, следовательно, конституции.

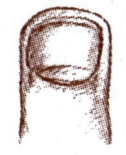

1. Квадратный ноготь
2. Прямоугольный ноготь
3. Овальный ноготь
4. Продолговатый ноготь

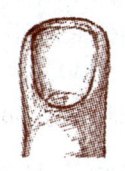

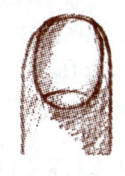

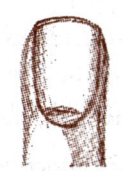

Рис. 8.13. Форма ногтей

Квадратные ногти

Такие ногти (1) — признак преобладания ян-конституции, что обусловлено употреблением продуктов животного происхождения, каш и овощей, приготовленных с добавлением большого количества соли. Существует тенденция к физической активности и психической ригидности.

Прямоугольные ногти

Такая форма ногтей (2) — следствие ян-диеты, состоящей преимущественно из продуктов животного происхождения, каш и овощей, приготовленных с добавлением небольшого количества соли. Свою лепту вносят также салаты, фрукты и соки. Физическая и психическая конституция находятся в гармонии, но наблюдается тенденция к ментальной ригидности.

Овальные ногти

Овальные ногти (3) — следствие преобладания в рационе питания яиц, молочных продуктов, продуктов растительного происхождения, включая овощи, подвергнутые небольшой термической обработке, а также небольшое количество фруктов и соков. Слабая физическая, но крепкая психическая конституция.

Продолговатые ногти

Продолговатые ногти (4) — результат диеты, состоящей преимущественно из сырых или полусырых овощей, фруктов, соков, сладостей, а также других инь-продуктов. Физическая конституция ослаблена, особенно пищеварительная и дыхательная системы. Наблюдается повышенная эмоциональная чувствительность.

СПЕЦИФИЧЕСКИЕ СОСТОЯНИЯ НОГТЕЙ
Твердость и толщина

Более твердые и толстые ногти — результат чрезмерного употребления пищи, богатой белками и жирами как животного, так и растительного происхождения. Они свидетельствуют о физическом и психическом здоровье. Более мягкие и тонкие ногти — результат употребления преимущественно пищи растительного происхождения, а также стимулирующих напитков типа кофе и алкоголя. Свой вклад вносят также сладости и другие инь-продукты. Человек с такими ногтями, как правило, отличается хорошей приспособляемостью, не очень силен физически, но имеет хорошую психическую конституцию. Отличается эстетическими наклонностями.

Вертикальные полоски

Вертикальные полоски на ногтях (см. рис. 8.14.1) являются следствием несбалансированного питания: чрезмерного употребления углеводов и соли при недостатке в рационе белков и жиров. Функции пищеварительной системы, печени и почек могут быть ухудшены; наблюдается общая усталость.

Белые пятна

Белые пятна на ногтях (2) — признак избытка в организме углеводов (сахар, мед, фруктоза, лактоза, шоколад и прочие сладости). Положение пятен на ногте позволяет оценить, в какое время употреблялись эти вещества. У взрослого человека ноготь отрастает в среднем за шесть — девять месяцев. Если весь ноготь вырос за полгода, а белое пятно находится посредине, значит, человек употреблял много сладкого три месяца назад. Если пятно находится на расстоянии одной трети длины ногтя, считая от основания, значит, чрезмерное употребление сладкого имело место два месяца назад.

Горизонтальные углубления

Горизонтальные углубления (3) свидетельствуют об изменении рациона питания. Например, если горизонтальное углубление находится на расстоянии одной трети длины ногтя, считая от кончика, значит, изменение диеты произошло четыре месяца назад (при условии, что весь ноготь отрастает за шесть месяцев). Если на ногте имеется еще одно углубление — на расстоянии одной трети длины ногтя, считая от основания, значит, за последние полгода диета менялась дважды: два и четыре месяца назад.

Расколотые или неровные края

Расколотые или неровные края ногтей (4) свидетельствуют о несбалансированном питании, особенно о чрезмерном употреблении инь-продуктов. Такое состояние ногтей говорит о нарушениях в работе сердечно-сосудистой, репродуктивной и нервной систем, особенно яичек или яичников. Реакции нервной системы замедлены и недостаточно эффективны. Если растрескавшийся ноготь только на одном большом пальце, а на втором большом пальце ноготь нормальный, это указывает на заболевание только одного из двух яичников или яичек — расположенного с той же стороны, что и расколотый ноготь.

Расслаивающиеся ногти

Расслоение ногтей (5) обусловлено теми же причинами, что и отслоение сетчатки. Это состояние вызвано избыточным употреблением фруктов, соков, прохладительных напитков, витаминов и пищевых добавок, а также приемом лекарств и наркотиков, которые вымывают из организма минералы. Люди с такими ногтями часто страдают от несварения, метеоризма, хронической усталости, нарушения менструального цикла, половой слабости, депрессии, нервозности, бессонницы и многих других нарушений здоровья.

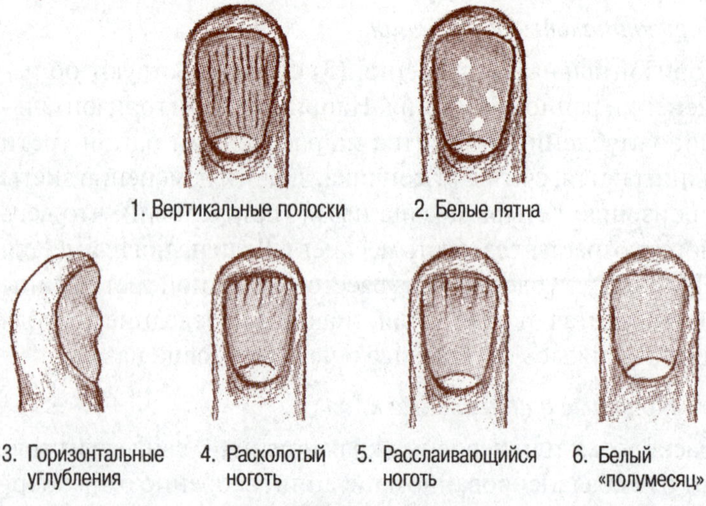

1. Вертикальные полоски
2. Белые пятна
3. Горизонтальные углубления
4. Расколотый ноготь
5. Расслаивающийся ноготь
6. Белый «полумесяц»

Рис. 8.14. Состояние ногтей

Белые «полумесяцы»

Белые «полумесяцы» в основании ногтей (6) могут меняться в зависимости от состояния здоровья. Ускоренный метаболизм, активный образ жизни, психическое развитие и позитивные перемены проявляются в большей выразительности белых «полумесяцев», в то время как замедленный обмен веществ приводит к тому, что белые «полумесяцы» малы или исчезают вовсе. У детей и молодежи белые «полумесяцы» на ногтях есть почти всегда, но с возрастом у большинства людей они практически исчезают.

У физически активных людей белые «полумесяцы», как правило, больше, а у тех, кто отличается умственной активностью, они меньше. Слишком большие «полумесяцы» — аномальный признак, свидетельствующий о повышенной чувствительности и физической слабости и вызванный избыточным употреблением инь-продуктов.

9. Стопы

Стопы, как и кисти рук, являются важными периферическими частями тела и отражают физическую и психическую конституцию человека. Конкретное состояние стоп свидетельствует о состоянии различных органов, систем и их функций, а также о связанных с этим состоянием психологических тенденциях.

По сравнению с кистями рук, которые больше соотносятся с верхними и нижними областями туловища, ступни, имеющие более плотную и компактную форму, отражают состояние органов, расположенных преимущественно в средней части туловища, таких как печень, желчный пузырь, селезенка, желудок, поджелудочная железа, почки и мочевой пузырь. Кроме того, можно сказать, что руки отражают горизонтальные связи между центральной частью тела и периферией, а ноги — вертикальные.

ОБЩИЕ ХАРАКТЕРИСТИКИ
Размер

Размер стоп индивидуален. Обычно их длина и ширина пропорциональны размеру всего тела, но вместе с тем существуют и различия, связанные с конституцией.

Относительно крупные стопы свидетельствуют о хорошем состоянии органов средней части туловища, таких как печень, желчный пузырь, селезенка, желудок, поджелудочная железа и почки. Стопы меньшего размера являются признаком большей активности и здоровья органов, расположенных в верхней и нижней частях туловища, включая легкие, сердце и кишечник. Как правило, люди с крупными стопами — интеллектуалы, в то время как меньший размер стопы указывает на преобладание физической энергии.

Подъем

Высокий подъем указывает на большую физическую активность, обусловленную употреблением сравнительно большого количества белков и минералов. Низкий подъем свидетельствует о большей психической активности, обусловленной преимущественно употреблением углеводов и жидкости. Стопа с более высоким подъемом обычно более узкая, в то время как низкий подъем обычно сочетается с более широкой стопой.

Свод стопы

Более высокий свод стопы свидетельствует о более интенсивном сокращении мышц, обеспечивающих ее более высокую эффективность. Такое состояние обусловлено сравнительно небольшим употреблением жидкости, фруктов и других инь-продуктов. Низкий свод говорит о большей расслабленности мышц и тканей вследствие увеличенного употребления вышеназванных инь-продуктов и указывает на меньшую физическую активность индиви-

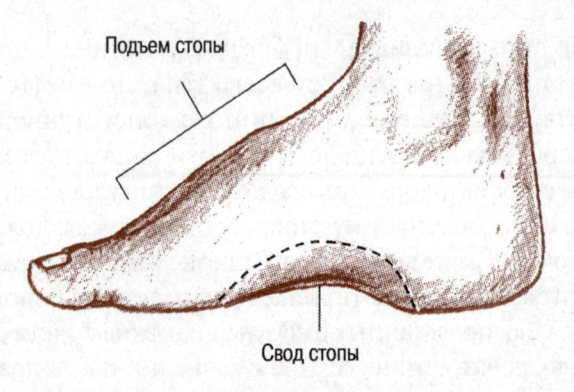

Рис. 9.1. Стопа

да и на большую духовно-интеллектуальную активность, а также эстетические, художественные и религиозные наклонности. Высокие своды, как правило, у спортсменов, танцоров и других людей, активно занимающихся физической деятельностью, в то время как низкие своды больше распространены среди философов, писателей, музыкантов, художников и религиозных деятелей.

Подвижность суставов

Голеностопные суставы и суставы пальцев должны быть достаточно гибкими и подвижными, чтобы позволять стопе свободно двигаться во всех направлениях. Однако у многих современных людей такая гибкость утрачена вследствие затвердения артерий, закрепощения мышц и суставов, что вызвано чрезмерным употреблением продуктов с большим содержанием холестерина и насыщенных жиров. Утрате гибкости способствует также употребление белков животного происхождения и соли. Подвижность стопы и пальцев ног свидетельствует не только о физической мобильности, но также об умении хорошо приспосабливаться к обстоятельствам. С уменьшением подвижности суставов менее гибким становится весь образ жизни человека, а также его мышление.

Ширина стопы

Стопа, ширина которой меньше нормы (составляющей треть длины стопы), обусловлена употреблением преимущественно ян-продуктов при сравнительно небольшом количестве жидкости и свидетельствует о большой физической активности и остроте ума (см. рис. 9.2). Если ширина больше нормы, значит, в рационе питания индивида преобладали преимущественно инь-продукты, включая овощи, фрукты и напитки. В данном случае физическая активность снижается; человек больше интересуется эстетическими и метафизическими аспектами жизни.

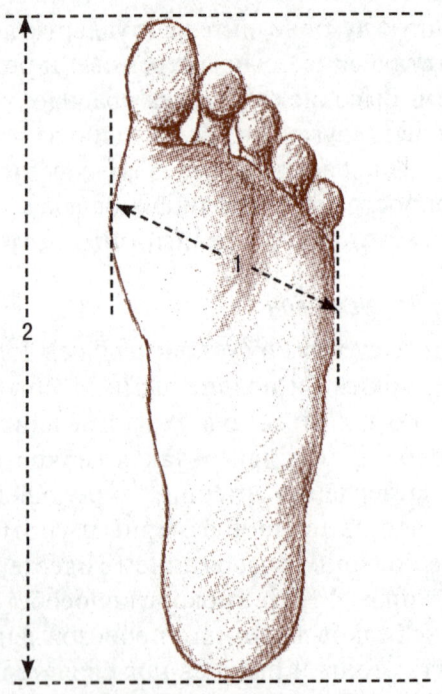

Рис. 9.2. Ширина и длина стопы

Выступающий сустав большого пальца

Это нарушение (см. рис. 9.3) может возникнуть как сразу после рождения, так и в последующие годы. Выступающий сустав большого пальца обычно называют «знаком вдовы» или «знаком одиночества в старости». Это нарушение свидетельствует об уплотнении тканей в средней части туловища, в области печени, желудка, поджелудочной железы и селезенки, вследствие однотипности диеты (например, как результат преимущественного употребления углеводов и соли, белков и соли, жиров и соли или соли и других минералов). Утрачивается физическая гибкость (особенно в средней части туловища), наблюдается тенденция к доминированию, дискриминации, предвзятости и ревности. Хотя люди с аномально выступающим суставом большого пальца ноги более активны в социальной жизни, присущие им личностные качества часто приводят к расставанию с семьей и друзьями.

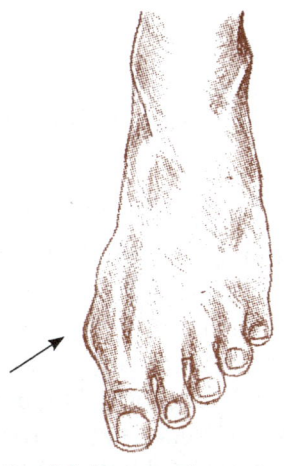

Рис. 9.3. Выступающий сустав большого пальца

Носки наружу и внутрь при ходьбе

Если при ходьбе стопы обращены носками наружу, значит, зажато основание позвоночника вследствие злоупотребления продуктами животного происхождения. Это свидетельствует о большей физической и умственной активности, коммуникабельности, прогрессивных взглядах. У женщин это может свидетельствовать о загибе матки. Если при ходьбе носки обращены внутрь, это означает, что основание позвоночника избавлено от избыточного напряжения. Это обусловлено употреблением продуктов растительного происхождения и указывает на более мягкий, консервативный, интроспективный характер.

Среди жителей Запада чаще наблюдается первая ситуация (носки обращены наружу), и это становится все более распространенным явлением в современном мире. В то же время в странах Востока у очень многих людей носки при ходьбе обращены внутрь. Если мужчина здоров и правильно питается, его стопы при ходьбе должны быть направлены носками вперед или чуть наружу, а для женщин норма — носки вперед или чуть внутрь.

Цвет стоп

Стопы должны иметь такой же естественный цвет, как и другие части тела. Аномалии свидетельствуют о различных расстройствах здоровья.

Красный цвет

Краснота обычно возникает на периферических участках стопы — на пальцах, по бокам или сзади. Это обусловлено расширением капилляров в данных зонах, преимущественно вследствие избытка в рационе жидкости и других инь-продуктов, включая сладости и фрукты, а также употребления пищевых добавок, наркотиков и лекарств. Сердечно-сосудистая система функционирует в усиленном режиме, пульс и дыхание учащены. Больше работать приходится также выделительной системе; мочеиспускание учащено. Наблюдаются утрата ясности мышления и общая усталость.

Пурпурный цвет

Если периферические участки стопы приобретают такой цвет, значит, в рационе питания преобладают продукты с крайне высоким содержанием энергии инь, включая сладости, фрукты и соки, а также пищевые добавки. Кроме того, данное состояние говорит об употреблении наркотиков и лекарств. Все функции важнейших органов нарушены, особенно это касается сердечно-сосудистой, выделительной и репродуктивной систем.

Другие цвета

Другие цвета — желтый, зеленый и белый — тоже могут появляться время от времени, хотя и в редких случаях, особенно на периферических участках стопы. Они указывают на нарушения в работе некоторых органов и систем.

Цвет стопы	Состояние и причины
Желтый	Нарушение деятельности печени и желчного пузыря вследствие чрезмерного употребления мяса, яиц и жиров животного и растительного происхождения
Темный	Недостаточная активность выделительной системы вследствие чрезмерного употребления пищи животного происхождения, соли, мучных изделий и других ян-продуктов
Зеленый	Нарушение деятельности лимфатической и кровеносной систем вследствие чрезмерного употребления продуктов, приводящих к образованию в организме жиров и слизи, таких как жирное мясо, яйца, молочные продукты, сахар, рафинированная белая мука и т. п. Этот цвет может указывать на формирование кист и опухолей, в том числе раковых
Белый	Нарушение деятельности сердечно-сосудистой и пищеварительной систем вследствие сужения кровеносных сосудов. Такое состояние обусловлено чрезмерным употреблением жиров животного происхождения, соли и других ян-продуктов. Другой причиной появления этого цвета может быть общая анемия или анемия в области кишечника

ПАЛЬЦЫ НОГ

Пальцы ног формируются под влиянием меридианов, и, следовательно, каждый палец и продолжающая его область отражают некоторые крупные органы и их функции (см. рис. 9.4).

Эти корреляции применимы также к зонам, примыкающим к тому или иному пальцу, как это иллюстрирует рисунок 9.4. Соответственно, аномальное состояние некоторых пальцев и примыкающих к ним участков свидетельствует о нарушениях в деятельности определенных органов.

Твердость кончиков пальцев

Это указывает на застойные явления в соответствующих органах возможно связанные с перееданием или избы-

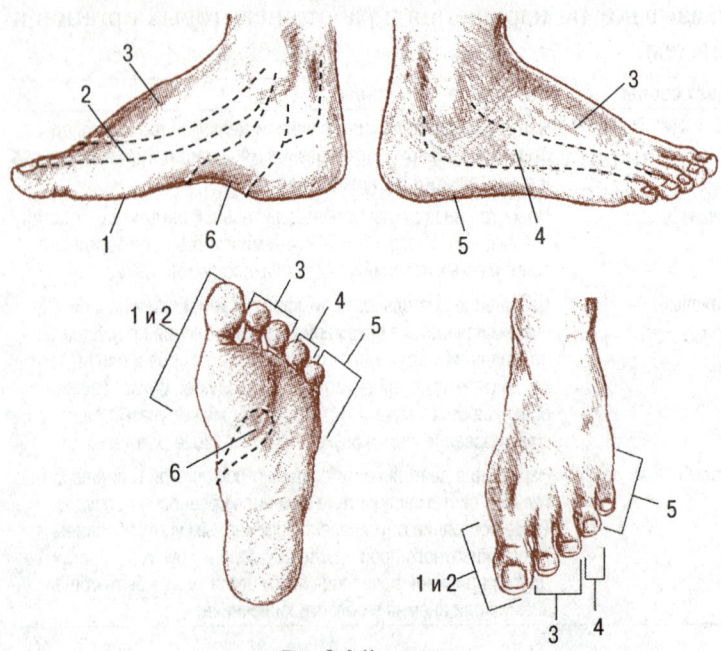

Рис. 9.4. Участки стоп

точным употреблением жидкости, а также с дисбалансом питательных веществ, витаминов и минералов в рационе питания.

Палец и прилегающая область	Органы тела
Первый палец (1 и 2)	Селезенка, поджелудочная железа, печень (1 — селезенка и поджелудочная железа, 2 — печень) и их функции
Второй и третий пальцы (3)	Желудок и его функции
Четвертый палец (4)	Желчный пузырь и его функции
Пятый палец (5)	Мочевой пузырь и его функции
Центральная точка плюсны на подошве (6)	Почки и их функции

Мозоли

Мозоли — признак избытка в организме жиров и слизи, вызванного перееданием в целом либо несбалансированным питанием (см. рис 9.5). Чрезмерное их количество выводится из организма в форме мозоли через меридиан того органа, который страдает от этого избытка. Так, например, если мозоль возникает на четвертом пальце, значит, нарушена деятельность желчного пузыря вследствие чрезмерного употребления жиров животного и растительного происхождения. Мозоль на ступне, в центральной части плюсны, является формой выделения избытка жиров из почек через меридиан. В данном случае первопричиной является чрезмерное употребление мучных изделий, сладостей, жиров животного и растительного происхождения.

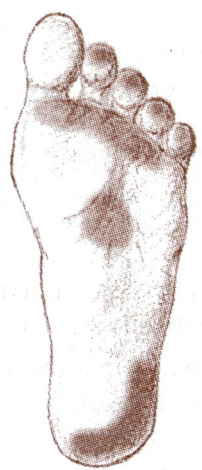

Рис. 9.5. Мозоли на ступне

Аномальный цвет

Аномальные цвета пальцев или продолжающих их участков стопы указывают на повышенную активность соответствующих органов и их функций, как правило, вследствие чрезмерного употребления инь-продуктов (см. рис. 9.6). Если зеленый цвет приобретает внутренняя часть стопы ниже голеностопного сустава (1), это может быть признаком опасных онкологических нарушений в области лимфатической системы. Если зелеными становятся пятый палец или его продолжение на подъеме (4), это может служить симптомом развития рака матки, яичников или предстательной железы. Если такую окраску приобретает подъем в зоне продолжения второго и третьего пальца (2), раковая опухоль может формироваться в желудке. О раке печени и желчного пузыря свидетельствует зеленый цвет четвертого пальца или его продолжения на подъеме (3).

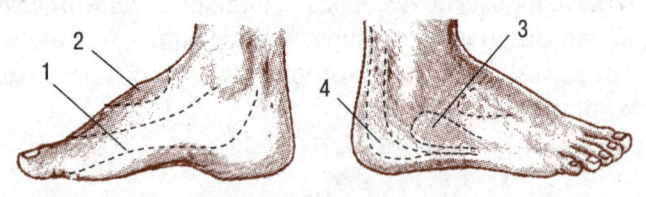

Зеленоватый оттенок появляется в зоне, соответствующей месту образования раковой опухоли.

1. Рак селезенки, поджелудочной железы, лимфы, а также болезнь Ходжкина
2. Рак желудка
3. Рак желчного пузыря
4. Рак мочевого пузыря, матки, яичников или предстательной железы

Рис. 9.6. Изменение цвета кожи стоп при некоторых формах рака

Две диагностические точки

Для диагностики состояния внутренних органов можно использовать две важные точки ступни: точку 1, находя-

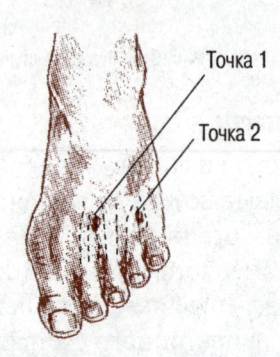

Рис. 9.7. Две диагностические точки на ступне

щуюся в углублении между костями, продолжающими второй и третий пальцы, и точку 2, находящуюся между продолжениями четвертого и пятого пальца (см. рис. 9.7). Если при нажатии на точку 1 ощущается боль, это свидетельствует о временных нарушениях в работе желудка и печени, связанных с перееданием и чрезмерным употреблением жидкости. Это состояние сопровождается также общей усталостью. Если боль ощущается при нажатии на точку 2, это указывает на дисфункцию желчного и мочевого пузырей вследствие избыточного употребления пищи, особенно соли и жиров, и жидкости. Также наблюдаются усталость и сонливость. Возможно, в желчном пузыре формируются кисты или камни.

Длина пальцев

В идеале длина пальцев от первого к пятому постепенно убывает. Однако у многих людей второй и (или) третий пальцы длиннее первого (см. рис. 9.8). Это связано с неправильным питанием в период внутриутробного развития, вследствие чего желудок функционирует недостаточно эффективно и подвержен различным заболеваниям, включая гастрит, язву, рак и т. п.

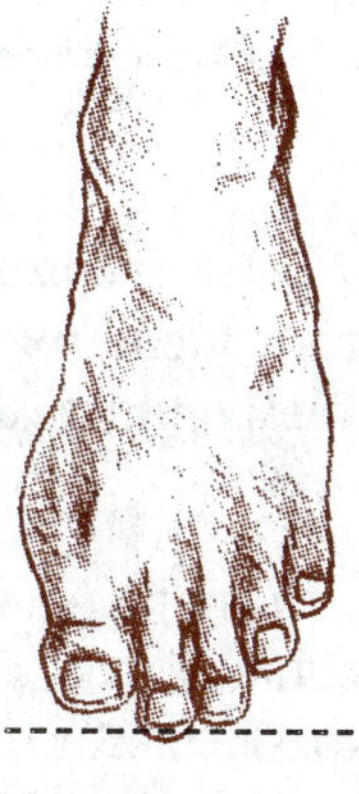

Рис. 9.8. Длина пальцев ног

Искривленные пальцы

Первый палец, аномально изогнутый в сторону второго, указывает на чрезмерную активность лимфатической системы вследствие чрезмерного употребления жиров животного и растительного происхождения, а также инь-продуктов. Аномальное искривление пятого пальца в сторону четвертого является признаком гиперактивности почек, мочевого пузыря и их функций вследствие злоупотребления инь-продуктами, включая фрукты, сладости и жидкости.

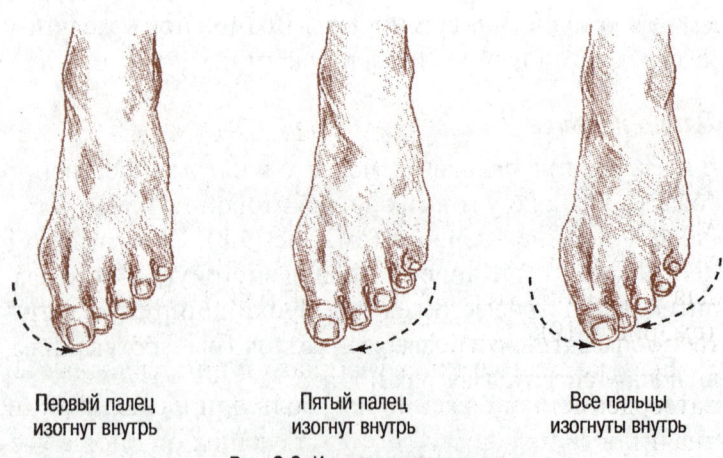

| Первый палец изогнут внутрь | Пятый палец изогнут внутрь | Все пальцы изогнуты внутрь |

Рис. 9.9. Искривление пальцев ног

Ногти

В норме ногти должны быть тверже кончиков пальцев. Состояние ногтей, в том числе их цвет, варьируется в соответствии с состоянием организма.

Розовый цвет

Нормальный цвет ногтей на пальцах ног — розовый, и чуть темнее, чем на пальцах рук. Поверхность ногтей должна быть гладкой. Это является признаком сбалансированного питания и здорового образа жизни.

Темные цвета

Потемнение ногтей, включая темно-синий и темно-пурпурный цвет, свидетельствует о несбалансированном питании: переизбытке пищи животного происхождения (ян), фруктов и сахара (инь).

Белый цвет и грубая поверхность

Чаще всего такими характеристиками отличаются четвертый и пятый пальцы ноги, что вызвано чрезмерным употреблением жидкости, а иногда жиров, и свидетельствует о нарушении деятельности печени, желчного пузыря и выделительной системы.

СТУПНИ

Каждый участок ступни соотносится с тем или иным участком тела. Данная корреляция эффективно используется в физиотерапии (массаж, рефлексология и т. п.) для устранения застойных явлений во внутренних органах (см. рис. 9.10).

Если на тех или иных участках ступни наблюдаются затвердение, напряжение или боль при надавливании, значит, в деятельности соответствующих органов существуют какие-то проблемы. Эти расстройства обусловлены преимущественно застойными явлениями в циркуляции энергии и крови вследствие чрезмерного употребления пищи животного происхождения, жиров, сахара, фруктов и жидкости.

Если ступни мягкие и эластичные, значит, организм человека находится в гармоничном физическом и психическом состоянии. Уплотнение и боль являются симптомами различных заболеваний. В данном случае состояние может быть облегчено с помощью соответствующего лечения и внесения изменений в режим питания.

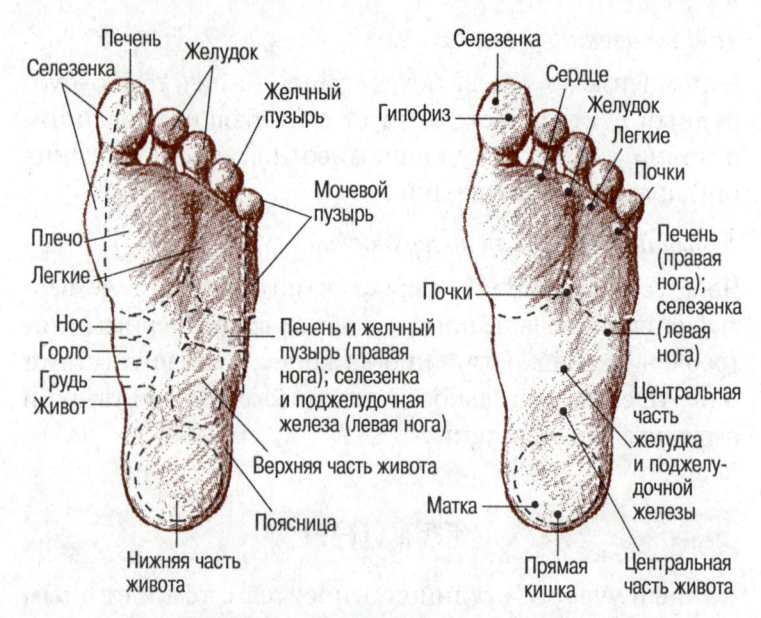

Рис. 9.10. Области ступни. Соответствие участков ступни и тела

Шелушащаяся кожа и микоз

Микоз — это заболевание, часто сопровождающееся шелушением кожи на пальцах и между ними, а также разрывами кожи между пальцами, что вызывает боли и дискомфорт при ходьбе. Хотя микоз относят к числу грибковых заболеваний, истинной его причиной является избыток в рационе жидкости, фруктов, сладостей и прочих продуктов типа инь, а также употребление пищевых добавок лекарств и наркотиков. Эти продукты и вещества создают благоприятные условия (повышенную влажность) для распространения грибка.

10. Кожа

Кожа отражает состояние внутренних органов, с которыми находится в отношении взаимодополняющего антагонизма. Когда возникают проблемы во внутренних органах и железах, это всегда отражается на поверхности кожи. Она также является показателем состояния крови и лимфы. Поскольку основная функция кожи — служить посредником между внешней средой и внутренним состоянием организма, она отражает также и изменения, происходящие во внешней среде. Диагностика ее состояния обычно сосредоточена на трех главных характеристиках: 1) состояние кожи; 2) цвет; 3) появляющиеся на ней знаки и отметины.

Состояние кожи

Здоровая кожа должна быть чистой, гладкой, с легким блеском и умеренной влажностью. Любые нарушения этих требований — следствие заболеваний внутренних органов. Поскольку все физические и психические расстройства обусловлены несбалансированным питанием, аномалии состояния кожи тоже связаны с этим фактором. В наше время люди прикладывают огромные усилия, чтобы улучшить свою внешность наружными средствами, не достигая сколько-нибудь удовлетворительных результатов, в то время как упор следовало бы сделать на сбалансированную макробиотическую диету.

Увлажненная кожа

Состояние кожи можно определить, пощупав ладонь, которая должна быть чуть влажной, но не мокрой. Повышенная влажность вызвана чрезмерным употреблением жидкости и сладостей.

Она означает, что кровь разжижена, обмен веществ ускорен, частота пульса выше нормы, человек много потеет и часто мочится. Это становится причиной многих физических и психических расстройств и заболеваний, включая эпилепсию, головокружение, диарею, усталость, забывчивость, отслоение сетчатки, глаукому, облысение, боли в различных местах тела.

О водном балансе организма свидетельствует количество мочеиспусканий, которое в норме для взрослого человека должно составлять три-четыре раза в сутки. Некоторые медики рекомендуют пить больше жидкости, но во многих случаях эти советы неуместны; они являются лишь временной мерой при обезвоживании организма, а также при необходимости ускоренного выведения токсинов. Сила жажды пропорциональна количеству употребленных белков, углеводов и соли, поэтому диету необходимо менять в комплексе.

Жирная кожа

Нормальная кожа должна быть несколько жирной, но если она чрезмерно жирная (это особенно заметно на таких участках, как лоб, нос, щеки, ладони, а также волосы), значит, человек употребляет большое количество жиров либо у него нарушен обмен веществ. Повышенная жирность кожи свидетельствует о том, что печень, желчный пузырь и поджелудочная железа функционируют недостаточно эффективно. Часто нарушена деятельность легких и почек.

Кроме того, жирная кожа часто является признаком формирования камней в желчном пузыре и почках, кист и опухолей в грудной железе, яичниках, матке и других органах; заболеваний поджелудочной железы, включая диабет, накопление слизи в различных органах; проблем со слухом; катаракты, склероза и многих других.

Чтобы снизить жирность кожи и предупредить все перечисленные выше расстройства и заболевания, необходимо свести к минимуму употребление жирных продуктов, сахара, мучных изделий, фруктов и соков. Чрезмерное употребление белков и углеводов также может повышать жирность кожи, поэтому рекомендуется вообще есть поменьше.

Сухая кожа

Сухость кожи обусловлена либо обезвоживанием организма, либо чрезмерным употреблением жиров. Для борьбы с этим явлением медики обычно рекомендуют увеличить употребление жиров растительного происхождения, но этот подход малоэффективен, поскольку сухость поверхности кожи зачастую связана с формированием плотной жировой прослойки под кожей, препятствующей выделению влаги. Поэтому для борьбы с сухостью кожи необходимо, наоборот, исключить жиры из диеты.

Сухость кожи указывает на повышенный уровень жиров и холестерина в крови. При этом часто имеет место накопление жиров и холестерина в сосудах, печени, желчном пузыре, легких, кишечнике, селезенке, поджелудочной железе, матке и других органах. Могут наблюдаться также затвердение артерий, нарушение сердечного ритма, психическая ригидность; в некоторых случаях — формирование кист и опухолей, в том числе раковых. Возникает аномальное напряжение в различных органах и меридианах. Чтобы избавиться от этих проблем, рекомендуется исключить из рациона любое мясо (в том числе птицы), яйца, молочные продукты и сладости.

Грубая кожа

Это может иметь две причины: 1) чрезмерное употребление белков и жиров; 2) избыток в рационе сладостей, фруктов, соков, прохладительных напитков и пищевых добавок, а также прием наркотиков. Если проблема вызвана второй причиной, то дополнительными признаками являются большая открытость потовых желез и легкое покраснение кожи.

Грубая кожа первого типа свидетельствует о затвердении артерий и накоплении жиров и холестерина в органах и сосудах. Как правило, также поражаются печень и почки. Сопутствующими симптомами часто являются белок в моче, расстройство кишечника, мышечное напряжение, суставные боли, тугоподвижность шеи и плеч, а также общая усталость и психическая ригидность.

Во втором случае грубость кожи говорит о нарушении деятельности сердечно-сосудистой, выделительной и нервной систем. Среди наиболее распространенных симптомов — нарушение сердечного ритма, усиленное потоотделение, частое мочеиспускание, диарея, головокружение, повышенная чувствительность и эмоциональная нестабильность.

В обоих случаях с проблемами можно справиться за счет сокращения в рационе продуктов животного происхождения, жиров, сладостей, фруктов, соков и пищевых добавок, а также путем поддержания сбалансированного питания.

Дряблая кожа

Такое состояние кожи в последнее время является весьма распространенным. Кожа выглядит слишком белой и дряблой; ей недостает эластичности. Это может наблюдаться в любой части тела, но обычно более всего заметно на лице, груди и животе. Главной причиной является злоупотребление молочными и мучными продуктами.

Дряблость кожи говорит о накоплении жиров и слизи под кожей лба, в носовых пазухах, во внутреннем ухе, на груди, в легких, желчном пузыре, почках, щитовидной железе, матке, яичниках или предстательной железе. Частые сопутствующие симптомы — лихорадка, проблемы со слухом, кашель, отхаркивание слизи, формирование кист и опухолей в области груди, матки, а также яичников или предстательной железы, затвердение артерий, вагинальные выделения, формирование камней в почках и желчном пузыре, общая усталость, спутанность сознания. Существует риск развития рака.

Для улучшения состояния рекомендуется употреблять в пищу больше каш и овощей, одновременно исключив из рациона жиры, молочные продукты, сахар, продукты из рафинированной муки, а также сократить употребление фруктов и жидкости.

Цвет кожи

Цвет кожи индивидуален. Существуют общеизвестные различия в цвете кожи между людьми: у индоевропейцев кожа белая, у азиатов — желтая, у жителей Ближнего Востока — медная, у уроженцев Ост-Индии и Латинской Америки — коричневая, у африканцев — темная или черная, у аборигенов Австралии — иссиня-черная. Эти различия обусловлены в первую очередь не расовым происхождением, а внутренним состоянием организма и питанием. Эти принципы можно резюмировать следующим образом:

● В условиях более холодного климата кожа светлее, а в жарких и солнечных регионах — темнее.
● Преобладание ян-продуктов делает кожу светлее, а преобладание инь-продуктов — темнее.

Например, у людей, родившихся и живущих в Африке, цвет кожи черный или очень темный вследствие жаркого климата и употребления тапиоки, бананов и других тропических инь-продуктов, однако ее цвет, как правило, становится светлее, если африканец переезжает жить в Северную Америку и употребляет больше пищи животного происхождения и ян-продуктов, особенно молочных. Желтый цвет кожи тоже светлеет, если люди переезжают на постоянное место жительства в более холодные регионы и употребляют больше соленой пищи, подвергаемой длительной термической обработке.

Помимо перечисленных цветов существует также множество аномалий, указывающих на различные внутренние расстройства. Такой цвет может приобретать не только поверхность кожи, но и волосы, глаза, губы, ногти (см. таблицу).

Цвет	Причина	Состояние здоровья
Красный	Избыток инь-продуктов, включая жидкости, фрукты, алкоголь, сладости, пряности и стимуляторы	Сердечно-сосудистые и легочные заболевания. Нервные расстройства и эмоциональная неустойчивость
Желтый	Избыток ян-продуктов, включая мясо, яйца, рыбу, морепродукты, минералы, а также овощей, таких как морковь, тыква и кабачки	Нарушение деятельности печени и желчного пузыря, заболевания поджелудочной железы и выделительной системы. Агрессивность
Пурпурный	Переизбыток инь-продуктов, включая фрукты, соки и сладости, а также употребление пищевых добавок, лекарств и наркотиков	Нарушение деятельности пищеварительной, нервной и половой систем. Гормональные нарушения. Депрессия и страх
Белый	Избыток минералов и жирной пищи животного происхождения, включая молочные продукты	Сужение капилляров, заболевания печени, желчного пузыря, почек и лимфатической системы. Повышенная возбудимость, упрямство и ограниченность мышления
Синий	Избыток продуктов животного происхождения и солей (ян) в сочетании с избытком углеводов, алкоголя и стимуляторов (инь)	Нарушение деятельности печени, селезенки и поджелудочной железы. Вспыльчивость и злость
Коричневый	Избыток богатой белками и жирами ян-пищи животного происхождения и инь-овощей, а также сладостей, фруктов и соков	Нарушение деятельности пищеварительной и выделительной систем. Дискриминация и предвзятость
Темный	Избыток инь-продуктов, включая сладости, фрукты и соки, а также употребление пищевых добавок и наркотиков	Нарушение деятельности пищеварительной, нервной и половой систем. Гормональные нарушения. Депрессия и страх
Зеленый	Избыток богатой белками и жирами ян-пищи животного происхождения, сладких и жирных продуктов, пищевых добавок, а также приема лекарств и наркотиков	Разложение тканей и клеток. Развитие кист и опухолей, в том числе раковых. Повышенная тревожность и заносчивость

Отметины на коже

На коже часто возникают различные отметины. У новорожденных обычно никаких отметин нет, хотя бывают и исключения. Например, у некоторых новорожденных в нижней части ягодиц имеется зеленое пятно, которое у азиатских народов принято называть «знаком монгола». Если мать во время беременности принимала лекарства или наркотики, на коже ребенка в разных частях тела могут быть также ярко-красные или коричневые пятна. Бывают еще и черные пятна, известные как «знаки красоты». Они свидетельствуют о том, что мать во время беременности болела и у нее повышалась температура. Впрочем, такие пятна встречаются сравнительно редко.

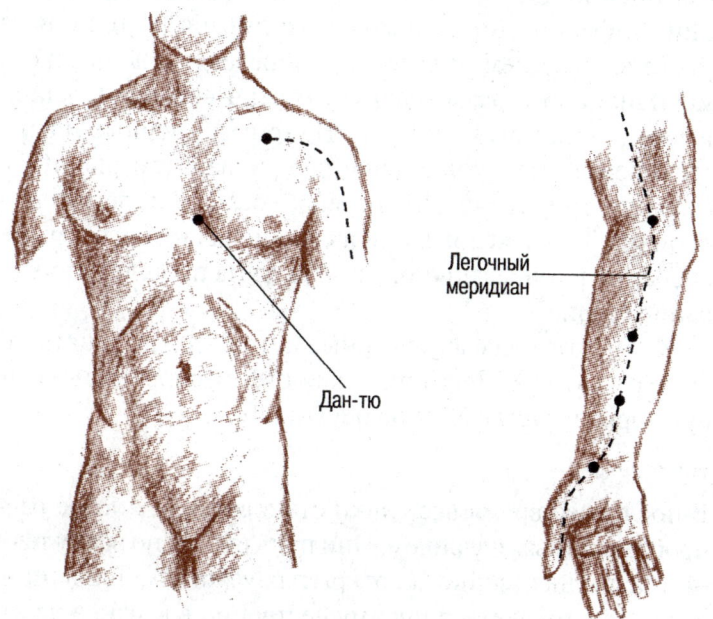

Рис. 10.1. «Знаки красоты» вдоль легочного меридиана

Большинство отметин появляются через значительное время после рождения и являются симптомами возникающего в организме избытка некоторых веществ вследствие несбалансированного питания или каких-либо заболеваний.

Черные пятна

Известные как «знаки красоты», эти пятнышки возникают по соседству с акупунктурными точками вдоль меридианов, через которые энергия входит в тело и выходит из него.

Эти пятна свидетельствуют о выделении из организма соединений углерода, возникающих в результате сжигания избытка белков, жиров и углеводов. В соответствии с данным принципом они часто возникают после болезней, сопровождающихся высокой температурой, таких как пневмония, бронхит, желудочно-кишечные инфекции, инфекции почек и мочевого пузыря. Наблюдая за местоположением этих точек и определяя, вдоль какого меридиана они размещаются, можно выяснить, какой именно орган был поражен. Например, черные пятна, расположенные вдоль легочного меридиана (см. рис. 10.1), говорят о том, что человек перенес воспаление легких или бронхит. Такие же пятна, появляющиеся в центре груди, особенно в точке дан-тю, указывают на прошлое заболевание сердца.

Кроме того, исследуя черные пятна, можно узнать характер человека. Некоторые наиболее распространенные примеры представлены на рисунке 10.2.

Веснушки

В последнее время веснушки становятся все более распространенным явлением. Они появляются по всему телу, но преимущественно на открытых участках. Тенденция веснушек появляться преимущественно в верхней части тела обусловлена причиной их возникновения.

С помощью веснушек организм избавляется от избытка углеводов, особенно сахара. В силу своего инь-характера

Заболевания селезенки и желчного пузыря

Заболевания печени

Заболевания кишечника

Психическая нестабильность

Заболевания печени

Чрезмерная активность почек и половых органов

Заболевания почек и мочевого пузыря

Заболевания легких

Заболевания желудка

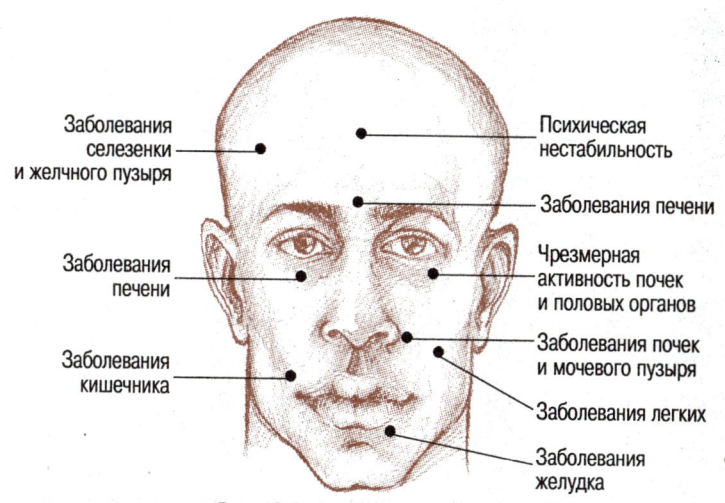

Рис. 10.2. «Знаки красоты» на лице

эти вещества тянутся к солнечному свету, заряженному энергией ян, и поэтому веснушки чаще возникают весной. Несколько поколений назад их называли «знаком смерти», особенно когда они в большом количестве появлялись на тыльной стороне ладони. У людей, которые живут в условиях более сурового климата или употребляют мало сахара, веснушек тоже мало. Таким образом, исключение этих продуктов из рациона питания приводит к постепенному исчезновению веснушек.

Если веснушки в большом количестве возникают по ходу определенных меридианов или на тех участках поверхности тела, которые соответствуют определенным органам, можно утверждать, что чрезмерное употребление углеводов наиболее негативно сказывается именно на этих органах. Например, если веснушки возникают на руке вдоль меридиана толстой кишки, значит, в некоторой степени нарушена функция кишечника. На кишечные расстройства указывают также веснушки, проступающие на плечах.

Большие бурые пятна

В восточной медицине эти пятна называются мо-сёку. Они крупнее веснушек, хотя похожи на них по цвету. Мо-сёку появляются реже и на сравнительно короткое время. Возникать они могут на любой части поверхности кожи в зависимости от пораженного органа. Некоторые примеры представлены на рисунке 10.3.

Если мо-сёку исчезают под действием наружного лечения, значит, восстановлена и работа соответствующих органов.

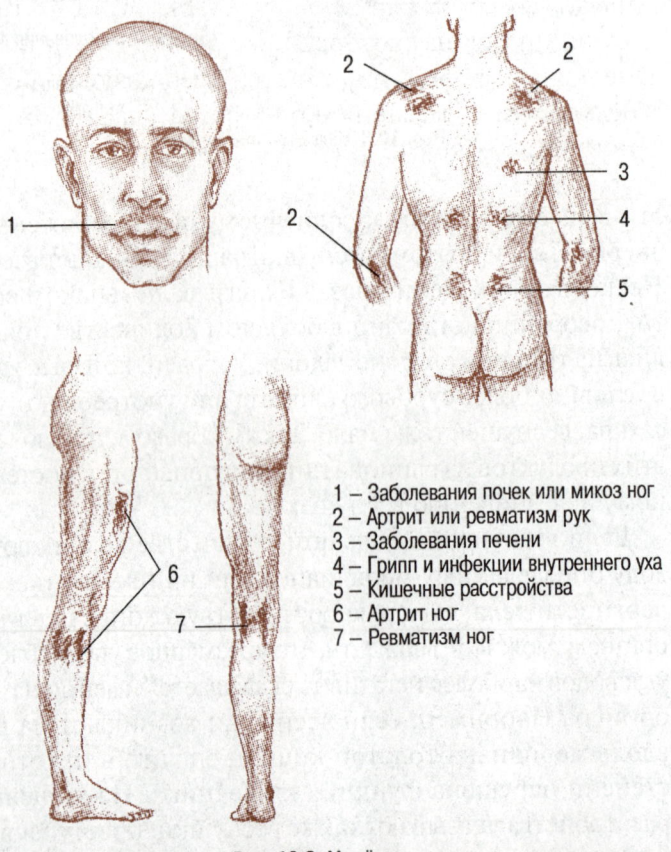

1 — Заболевания почек или микоз ног
2 — Артрит или ревматизм рук
3 — Заболевания печени
4 — Грипп и инфекции внутреннего уха
5 — Кишечные расстройства
6 — Артрит ног
7 — Ревматизм ног

Рис. 10.3. Мо-сёку

Родинки

Родинки являются формой выделения из организма избыточного количества белков. Эти белки могли быть получены с пищей, а могли образовываться в организме вследствие переедания, особенно чрезмерного употребления углеводов и жиров. По этой причине на Востоке родинки раньше считались признаком эгоцентричности. При соответствующем изменении рациона питания они могут исчезать.

Родинки могут возникать вдоль меридианов и вдоль мышц. В первом случае они свидетельствуют о том, что функции органа, который получает энергию по этому меридиану, нарушены из-за чрезмерного употребления белков или переедания. Во втором случае по той же самой причине поражен орган, соответствующий данной мышечной области (см. рис. 10.3).

Бородавки

Бородавки могут иметь цвет кожи или быть несколько темнее. Они мягче родинок и имеют неправильную форму. Бородавки являются формой выведения из организма белков и жиров, поскольку вызваны избытком этих веществ в организме. Однако в наше время бородавки появляются у людей, которые воздерживаются от белковой пищи, но употребляют много жиров и углеводов. Избавиться от них можно, сбалансировав режим питания. Вследствие некоторого преобладания в них энергии инь бородавки имеют свойство преобладать в верхней части тела.

Они могут появляться в любых местах без какой-либо видимой привязки к расположению меридианов и акупунктурных точек, указывая на общие неполадки в работе пищеварительной, сердечно-сосудистой и выделительной систем. В этом случае в большей степени поражаются толстая кишка и почки, где происходит накопление жиров. У людей с обилием бородавок высока вероятность развития кист, опухолей, в том числе раковых, в груди, толстой кишке и половых органах, а также заболеваний кожи, пищеварительной системы и возникновения мочеполовых инфекций.

Прыщи

В силу своей инь-природы прыщи, появление которых обусловлено избытком в рационе питания жиров и углеводов, возникают преимущественно в верхней части тела. Они обычно имеют красный или белый цвет вследствие расширения капилляров. Чаще всего прыщи образуются на щеках, на лбу, на носу, вокруг рта, в области челюстей, на плечах, на груди и спине. Их расположение указывает на то, какие органы в наибольшей степени страдают от накопления жиров и слизи.

Расположение прыщей	Органы тела
Лоб	Кишечник
Щеки	Легкие
Нос	Сердце
Вокруг рта	Половые органы
Область челюстей	Почки
Плечи	Желудочно-кишечный тракт
Грудь	Легкие и сердце
Спина	Легкие

От прыщей можно избавиться, избегая продуктов, которые напрямую способствуют накоплению белков, жиров, слизи и избытка жидкости в организме.

Белые пятна

Белые пятна, появляющиеся на отдельных участках кожи, иногда постепенно распространяются по всему телу. Их возникновение обусловлено избытком в рационе питания молочных продуктов, особенно молока и сливок. Эти пятна свидетельствуют о постепенном накоплении жиров и слизи в органах дыхательной и половой систем. Частым следствием этого является нарушение гормонального фона из-за дисфункции щитовидной, поджелудочной и половых желез.

Такое состояние организма приводит к образованию кист, опухолей, в том числе и раковых, особенно в области груди, толстой кишки и половых органов. Для постепенного избавления от белых пятен и связанных с ними расстройств требуется немало времени, в течение которого необходимо воздерживаться от молочных продуктов и есть больше круп и овощей. Процессу исцеления может препятствовать избыток в рационе питания жиров растительного происхождения.

Синяки

Иногда появляющиеся синяки вызваны застоем крови. Частой причиной этого является внутреннее кровоизлияние при разрыве капилляров вследствие удара или чрезмерного расширения сосудов. Однако при сбалансированном питании синяки возникают очень редко даже в случае сильного удара. Из этого следует, что их первопричиной является употребление большого количества инь-продуктов и пищевых добавок, а также прием наркотиков.

Появление синяков указывает на нарушение деятельности сердечно-сосудистой и выделительной систем и сопровождается такими симптомами, как аритмия, учащенное мочеиспускание и эмоциональные расстройства. Избавиться от этих явлений можно, восстановив нормальные показатели крови путем употребления минералов.

Варикозное расширение вен

Варикозное расширение вен возникает в основном на задней и внутренней частях ног. Внешне вены выглядят как светло-зеленые, голубые, темно-красные или темно-фиолетовые прожилки. Часто варикозное расширение появляется у беременных женщин.

Варикозное расширение вен свидетельствует о нарушении деятельности пищеварительной, репродуктивной и выделительной систем, печени, желчного пузыря, селезенки и поджелудочной железы. Может также наблюдаться мигрень.

Причина данного явления — чрезмерное употребление жидкости, фруктов и растительного масла. Чтобы избавиться от варикозного расширения вен, необходимо постепенно сокращать употребление жидкости, а также продуктов животного происхождения и соли. Полезны также горячие компрессы, улучшающие кровообращение.

Экзема

Эти сухие, твердые, отечные высыпания на коже, которые могут быть белыми, желтыми или красноватыми, в последнее время встречаются все чаще и являются зонами выведения избыточного количества жиров, накапливающихся в организме преимущественно вследствие употребления жиров животного происхождения, особенно молочных продуктов, в частности сыра. (В этом отношении с ним сравнимы разве что жаренные на масле яйца.)

Экзема свидетельствует о нарушении кровообращения и деятельности выделительной системы, сопровождающемся накоплением жиров и холестерина в таких органах, как сердце, печень и почки. Имеется тенденция к развитию кист и опухолей, в том числе раковых. Среди других симптомов можно назвать затвердение артерий, перхоть, сухость кожи, бессонницу и повышенную тревожность.

От экземы можно избавиться, полностью отказавшись от жирной пищи и увеличив употребление каш, овощей и водорослей.

Все аномалии состояния кожи, включая вышеназванные, являются проявлением взаимосвязи между внутренней средой организма и внешним миром. Если диета, питающая внутреннюю среду, должным образом приспосабливается к изменениям внешней среды, таким как смена времен года, климат, погода, и должным образом отражает повседневную физическую и умственную активность человека, кожу можно содержать в идеальном состоянии, гармонирующем с внутренним здоровьем организма.

Заключение

Знать суть вещей — значит знать себя.
Большое знание — путь к смирению
 и скромности.
Тот, кто сознает свою малость,
Знает все
И обретает понимание
Вечной жизни.

Данная книга познакомила вас с основными методами диагностики, основанными на принципах восточной медицины и понимании законов природы, которые управляют всеми феноменами во Вселенной. Эти методы диагностики разрабатывались и использовались мною на протяжении последних тридцати лет. Население Земли превышает шесть миллиардов, и существуют миллиарды вариаций в образе жизни и деятельности, обусловленные изменением окружающей среды, влиянием общества и культуры, традиций, индивидуальными диетическими пристрастиями. Вследствие этого научная диагностика (без использования современных аналитических методов, зачастую причиняющих вред здоровью, таких как рентгенография, пункция костного мозга и т. д.) требует глубочайшего понимания человеческой природы и ее связи с мировым порядком. А для этого необходимы долгие годы наблюдений, исследований и размышлений.

Чтобы в совершенстве овладеть этой наукой, научиться проникать в суть различных физических и психических расстройств, диагносту нужно быть здоровым человеком — как физически, так и психически. Специалист должен глубоко понимать природу Вселенной и человека, интуитивно и мгновенно охватывать весь комплекс симптомов, воспринимать наблюдаемый объект во всей его полноте. Иными словами, он должен обладать универсальным сознанием, избавленным от всякой тенденциозности, предвзятости, ригидности, а также иметь безграничное терпение и сочувствие.

Эта книга представляет собой лишь введение в некоторые из основных методов диагностики. Она призвана помочь читателям разобраться в антагонистически-взаимодополняющих связях инь и ян, осознать данные формы энергии как фактор равновесия в любых феноменах. На ранних этапах освоения искусства диагностики сознательное применение этих антагонистически-взаимодополняющих соотношений является очень полезным. Однако более продвинутый диагност выполняет всю эту работу интуитивно и почти бессознательно, не прибегая явным образом к каким-либо теориям, логике или механическим приемам. Чтобы обрести такую способность, человеку, изучающему искусство диагностики, необходимо постоянно соблюдать сбалансированную макробиотическую диету, важными компонентами которой являются цельнозерновые злаки, овощи и водоросли. Специалист должен быть исполнен любви ко всем людям и гореть желанием помочь им обрести здоровье, которое является основной предпосылкой счастливой жизни.

Нет необходимости говорить, что диагностическая практика не ограничивается представленными здесь методами. Данное искусство имеет гораздо больше граней, причем некоторые из них практически невозможно объяснить на письме, поэтому необходимо изучать на наглядных примерах. К такой категории относится, в частности, вибрационно-духовная диагностика, общая сущность и практическая методика которой сводится к следующему:

❋ Данный вид диагностики предполагает восприятие энергетических вибраций, которые обычно невидимы и соответствуют нашим физическим и психическим функциям. Изучая эти вибрации с помощью непосредственного наблюдения и восприятия с использованием всех органов чувств, мы можем выявлять развивающиеся в организме нарушения.

❋ Точно так же для диагностики состояния человека можно исследовать все психические процессы, включая воспоминания, мышление, привязанности, заблуждения, иллюзии и представления о будущем.

❋ С помощью данного метода мы можем исследовать качество ауры, или вибраций, исходящих изнутри тела и входящих в контакт с внешними силами и энергией, получаемой из пищи, и понимать, какое влияние на человека оказывают окружающая среда и рацион питания.

❋ Этот вид диагностики позволяет обнаружить влияние так называемых духов людей на расстоянии и выявлять заболевания, вызываемые подобным воздействием. Разобравшись в их причине, мы можем давать рекомендации в плане очищения этих духовных влияний и восстановления физического и психического здоровья.

❋ Данный метод помогает увидеть влияние наследия предков (как правило, на протяжении семи поколений) на физическую и психическую конституцию человека, что позволяет предвидеть как его будущее, так и судьбу его потомков.

❋ Этот вид диагностики позволяет интуитивно понять прошлые и будущие реинкарнации человека, заглядывая на несколько жизней в прошлое и будущее.

🌸 Такой способ позволяет нам исследовать состояние здоровья не только непосредственно наблюдаемого пациента, но и его родных, близких, знакомых, а также природу общества, в котором он живет сейчас, жил в прежних жизнях и будет жить в будущих.

Непосредственная цель диагностики — помочь людям разобраться в своем состоянии здоровья и улучшить его. Однако ее высшая цель заключается в достижении понимания бесконечного процесса развития жизни, которая постоянно меняется, охватывая все грани Вселенной, — другими словами, в достижении самого глубокого, высокого и неограниченного понимания бесконечности жизни.

Как автор, я призываю всех читателей использовать представленную здесь информацию не только в целях диагностики, но и для лучшего понимания самих себя, человеческой расы в целом и обретения более высокого уровня сознания. Данная книга была написана не для того, чтобы снабдить читателей конкретными знаниями и технологиями, а чтобы путем избавления людей от многочисленных болезней открыть двери в новую эру развития человечества и со временем сделать нашу планету здоровой и мирной.

Хотя эта книга по своему содержанию играет роль введения в науку и искусство диагностики, я искренне надеюсь, что представленная в ней информация не будет использована для критики людей и что те, кто намерен использовать описанные здесь методы, будут проявлять скромность и благодарность по отношению к окружающим, природе и Вселенной. Я призываю всех прочитать эту книгу, чтобы лучше узнать себя, помогать другим и делать людей счастливыми.

ПО ВОПРОСУ ПРИОБРЕТЕНИЯ КНИГ ОБРАЩАТЬСЯ:
г. Минск, тел. (8-10-375-17) 237-29-76;
e-mail: popuri@mail.ru; www.popuri.ru;
г. Москва, Издательский дом «Белкнига»,
тел. (495) 675-21-88; 600-58-41; e-mail: popuri-m@mail.ru;
г. Новосибирск, «Топ-книга», тел. (383) 336-10-28;
книга – почтой: 630117, а/я 560;
Интернет-магазин: www.top-kniga.ru;
e-mail: office@top-kniga.ru

Научно-популярное издание

КУСИ Митио

ВАШЕ ТЕЛО НИКОГДА НЕ ВРЁТ

Перевод с английского — *П. А. Самсонов*
Оформление обложки — *М. В. Драко*
Верстка оригинал-макета — *Е. Ф. Шагойко*

Подписано в печать с готовых диапозитивов 08.05.2008.
Формат 84×108^1/$_{32}$. Бумага офсетная. Печать офсетная.
Усл. печ. л. 10,92. Уч.-изд. л. 7,31. Тираж 5100 экз. Заказ 1873.

Санитарно-эпидемиологическое заключение
№ 77.99.60.953.Д.006573.06.07 от 07.06.2007 г.

ООО «Попурри». Лицензия № 02330/0056769 от 17.02.2004.
Республика Беларусь, 220113, г. Минск, ул. Восточная, д. 133–601.

При участии ООО «Харвест».
Лицензия № 02330/0150205 от 30.04.2004.
Республика Беларусь, 220013, г. Минск, ул. Кульман,
д. 1, корп. 3, этаж. 4, к. 42.

Республиканское унитарное предприятие
«Издательство «Белорусский Дом печати».
Республика Беларусь, 220013, г. Минск, пр. Независимости, 79.